明明白白学中医系列

于
涛

吴丽丽　主编

明明白白

学中医 ③

经络穴位篇

U0263856

SPM 南方出版传媒

广东科技出版社｜全国优秀出版社

·广州·

图书在版编目（CIP）数据

明明白白学中医. 3，经络穴位篇 / 于涛，吴丽丽主编.
—广州：广东科技出版社，2016.8（2020.7重印）
（明明白白学中医系列）
ISBN 978-7-5359-6564-6

Ⅰ．①明… Ⅱ．①于… ②吴… Ⅲ．①中国医药学 ②经络 ③穴位 Ⅳ．①R2

中国版本图书馆CIP数据核字（2016）第168825号

明明白白学中医3：经络穴位篇

Mingmingbaibai Xue Zhongyi 3: Jingluo Xuewei Pian

责任编辑：曾永琳
封面设计：林少娟
责任校对：陈　雁
责任印制：彭海波
出版发行：广东科技出版社
　　　　　（广州市环市东路水荫路11号　邮政编码：510075）
http://www.gdstp.com.cn
E-mail: gdkjyxb@gdstp.com.cn（营销中心）
E-mail: gdkjzbb@gdstp.com.cn（编务室）
经　　销：广东新华发行集团股份有限公司
排　　版：广州友间文化传播有限公司
印　　刷：佛山市浩文彩色印刷有限公司
　　　　　（佛山市南海区狮山科技工业园A区　邮政编码：528225）
规　　格：787mm×1 092mm　1/16　印张17　字数400千
版　　次：2016年8月第1版
　　　　　2020年7月第3次印刷
定　　价：39.00元

内容简介

Content abstract

    经络之学，源于远古，流传至今，已成为中医理论不可或缺的核心之一，它以其精深大气而意会胜于言传的神秘为世人所向往，但却不可知。本书用通俗的文字和日常生活事例，解说了经络穴位的妙用，帮助您明明白白学习经络的知识：经络穴位到底是怎么一回事？人体各部位的常见疾病有哪些穴位疗法？经络穴位对减肥和美容有帮助吗？如何通过经络穴位进行日常保健……全书用真人拍摄照片与解剖图结合的方式展示针灸穴位，取穴直观，定位准确，并配有速记方法，帮助记忆，为您开启明明白白学经络之旅。

编写人员名单

主　编　　于　涛　吴丽丽

副主编　　何怡瀚　朱景智　谭　双　黄银英

编　委（以姓氏笔画排序）

　　　　　　叶运鸿　陈文芬　吴丹锐　黎倩敏

序 Preface

中医世界，梧桐家园

"天覆地载，万物悉备，莫贵于人"（《素问·宝命全形论》），探索人类生存方式和生命意义是中医学产生及其存在的全部价值之所在。这种价值包含了中医对每一个个体生存状态、血脉承续以及生命意义的独特慧思，包含了中医始终追求的人与天地自然之间的一种和谐融洽的质朴理念，这种价值更是体现在中医对每一个具体生命的一种术同道合的完美呵护。

"一株青玉立，千叶绿云委"（唐代白居易《云居寺孤桐》），高大昂扬、葱郁繁密的梧桐总是承载着人们的美好憧憬。在中国古典文学中，梧桐有着多重的寓意和象征。梧桐的品格是高洁的，"凤凰鸣矣，于彼高岗。梧桐生矣，于彼朝阳"（《诗经·大雅·卷阿》）；然而"梧桐更兼细雨""梧桐叶落秋已深"，梧桐又时时会带给人们一丝丝的愁绪。古人青睐于梧桐的质朴和品格，梧桐不娇嫩，极强的生命力使得它能够扎根于大江南北，"岁老根弥壮，阳骄叶更阴"（宋代王安石《孤桐》），这种生命力更是体现了一种老而弥坚的顽强。梧桐高洁的品格是与生俱来的，所以古人将梧桐视为神鸟凤凰的栖身之处；梧桐的高洁更在于它的奉献，不求生存的环境，却总能以浓荫茂密、绿意盎然的姿态给人以一种美的感官享受，而且这种姿态并不张扬，本色而自我。只有会品读的人才觉得自然而质朴就是一种美。作为良木，梧桐的贡献殊多。其叶、花、果、根可入药，具有清热解毒、祛湿健脾的功效；其种子可食用和榨油，其树皮可造纸，其木材可用来建房和制成琴以及各种器具。正因为古人崇敬、仰慕梧桐的品质，所以梧桐寄托了古人对高尚精神品德的一种追求，"圣人不生，麟龙何瑞。梧桐不高，凤凰何止。吾闻古之有君子，行藏以时，进退求己，荣必为天下荣，耻必为天下耻。苟进不如此，退不如此，亦何必用虚伪之文章，取荣名而自美"（唐代齐己《君子行》）。

文学与世俗中的中医常被别称为"岐黄""杏林""青囊""悬壶"等，但在我眼里，梧桐的意象才是真正寄托了我对中医的所有情感，因为中医之于梧桐有着太多的相似。

从原始丛林中的生存斗争开始，到占据世界医学舞台独领风骚数个世纪，从西学东渐后的风雨飘摇，到坚定迈步走进人类已经可以实现古人"登天揽月"梦想的今天，中医始终与人类的繁衍和进步相搀并行，其扎根之深，生命之强，绝无仅有！"方技者，皆生生之具"（《汉书·艺文志》），"医者，意也"（《后汉书·郭玉传》），中医在天地自然之间探索生命的状态、意义和价值，其意境是高远的。中医所蕴含的"道"和"理"，常常予人以精神的净化和升华；中医的术是质朴而自然的，但遵从的却是崇高的"生生之道"，这种施加于生命的术同道合的呵护，正是意境和品质的完美统一。

然而，在古人的眼里，梧桐常常又是孤独的。因为它既不够雍容华贵，又含蓄而不张扬。但梧桐却不在意于世人的目光，淡定而从容。中医的孤独也是有的，因为其境、其理、其术，在现代很多人看来已经太过遥远、玄奥和落后了。也许是因为社会进步了，科技发达了，技术先进了，观念更新了，乃至我们阅读和思考的习惯都改变了吧。事实上，从《黄帝内经》到《伤寒论》，从金元时期的四大家到明代的温补学派再到清代的温病学派，伴随着每一次的时代变革和社会进步，中医都在不断地进行着自我完善和创新。但其所蕴含的"道"依旧是亘古以来法于自然的"道"，所诠释的"理"依旧是人与天地共存的"理"，而所用的术，即便有形式上的革新，但始终没有与"道"和"理"相背。任何时代，中医呈现的始终是一种术同道合的完美！

中医自有中医的世界，这个世界的主体是禀天地之气而生的人。秉持着道法自然、重人贵生的核心理念，几千年来中医护佑着华夏民族，使血脉得以承续，生命得以繁衍和成长。文学中的梧桐往往是实体和精神家园的象征，而中医的世界，就是一所真实的、身心所寄的梧桐家园。"苍苍梧桐，悠悠古风"（宋代晏殊《梧桐》），白云苍狗，沧海桑田，古朴家园外的世界不断变得全新而精彩，总是让我们满怀新奇地去不停追寻和探索，去探寻天地间生命的存在、意义和价值，去定位浮华尘世芸芸众生中的自我。然而，我们又常常感到困惑茫然和身心疲惫。但是，当我们静下心来的时候，蓦然回首，发现家园仍在，古朴依然。所要找寻的一切也许早已存在。今天的我们，也许只有在心静了、静悟了之后，才能真正地回归那一直伴随着、呵护着我们成长的家园。

20世纪20年代末，中医大家秦伯未创办了冠名"中医世界"的新医学杂志，在每一期的杂志封面上都印有一张以中国为中心的世界地图，并题字"化中医为世界医"。大家自有大家的胸怀，令世人赞叹！然而，我却狭隘地认为中医的世界是独有的，传承的文明、哲学文化的内涵底蕴、自然社会的秉性以及道术合一的生命价值观，使得它难以被其他文明真正地理解和领悟。当然，它也不需要去融化其他文明或融入他支别派，更不需要迎合时尚而解构重建自己。中医自有中医的道，虽然术可常新常变，但道却不会因时空的变换而改变。天地长存，道自常在。"道者，圣人行之，愚者佩之"（《素问·四气调神大论》）。华夏文明哺育了华夏子孙，也孕造了属于他们的实体和精神的家园。

中医世界，梧桐家园，不管我们走得多远，尽管我们时时懵懂，但家园对我们每一个人而言都是永远不能背离和抛弃的。只有去爱家园，从了解家园的一草一木开始，到坚守传承血脉的家园，我们才能拥有更理性的思想，才能以更深邃的目光去认知属于我们自己的世界和人生。

心香一瓣，愿天下越来越多的人与中医相知、相守！

严灿

2016年5月1日

于广州观沧海书斋

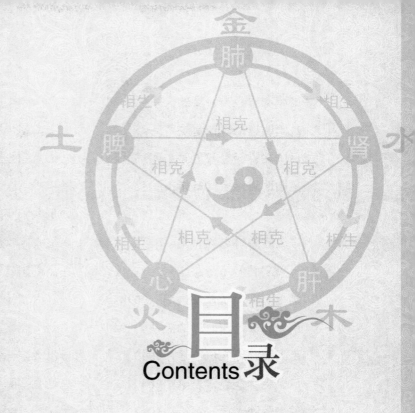

目录 Contents

下篇　常见病经络穴位疗法

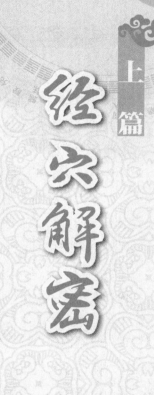

上篇

经穴解密

☯ 经络腧穴

❀ 认识经络

　　中医把经络定义为气血运行的通道，这个概念其实应该是经脉，因为脉是血液运行的通道。而如果讲到经络的话，应该是体内我们肉眼看不到的（即无形）能量——"气"运行的路径。我们把经络中运行的无形能量称为经气。

　　经络这个概念是中国医学独有的，西方医学并没有这一认识。

　　那为什么中医学对人体的认识上会有这个独创的学说呢？实际上这源于东西方哲学上的差异，西方哲学是一个"二元论"哲学思想，在探讨到世界本源时，一定由两大类构成：精神和物质，精神是无形的，物质是有形的。西方科学研究的是有形部分，所以西方医学研究的就是人体内有形部分，比如脏器、皮肤、骨骼等。而精神这一类无形的东西，不是西方科学的研究目标，是属于西方宗教的研究范畴。而东方哲人在认识世界本源时，认为只有一种存在，即是气，这就是东方哲学很有名的气一元论的哲学思想，他们认为这种气可以凝聚构成肉眼可见的有形部分，也可弥散运动，形成无形的能量，两种形式之间可以相互转化，因此有形无形合二为一。所以东方医学认识的人体不仅有脏器、皮肤、骨骼等有形部分，还有无形的能量系统，而经络就是这种能量在体内的循行通道。

　　经络体系分为主干部分的经脉，也就是经络这个词中的"经"，经通假"径"，径指大道，它是人体内能量运行的主道，包括有十二经脉、奇经八脉。十二正经是指手三阴经（手太阴肺经、手厥阴心包经、手少阴心经）、手三阳经（手阳明大肠经、手少阳三焦经、手太阳小肠经）、足三阴经（足太阴脾经、足厥阴肝经、足少阴肾经）、足三阳经（足阳明胃经、足少阳胆经、足太阳膀胱经　），一共十二条经络。奇经八脉指的是任脉、督脉、冲脉、带脉、阴跷脉、阳跷脉、阴维脉、阳维脉这八条经脉。经络系统的分支部分就是络脉，络是网络的意思，就像渔网一样，可以分布到人体各个部分，从而使无形的能量体系遍布全身。

　　本书后面主要要介绍的是十二正经以及奇经八脉中三条常用经脉——督脉、任脉、带脉。

认识腧穴

　　腧穴就是我们通常所说的穴位，"腧"具有运输、输送的意思，"穴"是指小的空隙。腧穴就是人体内无形能量出入游走的地方，是能量出入人体的主要门户，所以在针灸治疗的时候，通常就是将刺激手段作用到这一体内能量出入的门户，从而去调整体内能量体系的运行与状态。腧穴是针灸治疗的刺激点与反应点。同样的，如果人体内能量系统出现问题，那么作为门户的腧穴也容易表现出异常来。

腧穴定位方法

（一）手指同身寸定位法

　　对于身体一些难以测量的部位进行定位，可以用手指比量定位法。①横指同身寸法：将手四指并拢，以中指中节横纹处为准，量取四指的长度为3寸。②拇指同身寸法：将拇指伸直，以拇指关节的横向长度为1寸。③中指同身寸法：将中指屈曲，取中指上下两横纹头之间的长度为1寸。

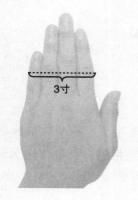
3寸

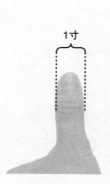
1寸

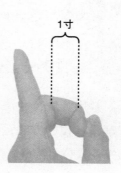
1寸

（二）常用骨度分寸法

常用骨度折量寸表

部位	起止点	折量寸	度量法	说明
头面部	前发际正中至后发际正中	12寸	直寸	用于确定头部腧穴的纵向距离
	眉间（印堂）至前发际正中	3寸	直寸	
	第7颈椎棘突下（大椎）至后发际正中	3寸	直寸	用于确定前或后发际及其头部腧穴的纵向距离
	眉间（印堂）至后发际正中第7颈椎棘突下（大椎）	18寸	直寸	
	前额两发角（头维）之间	9寸	横寸	用于确定头前部腧穴的横向距离
	耳后两乳突（完骨）之间	9寸	横寸	用于确定头后部腧穴的横向距离
胸腹部	胸骨上窝（天突）至胸剑联合中点（歧骨）	9寸	直寸	用于确定胸部任脉腧穴的纵向距离
	胸剑联合中点（歧骨）至脐中	8寸	直寸	用于确定上腹部腧穴的纵向距离
	脐中至耻骨联合上缘（曲骨）	5寸	直寸	用于确定下腹部腧穴的纵向距离
	两乳头之间	8寸	横寸	用于确定胸腹部腧穴的横向距离
	腋窝顶点至第11肋游离端（章门）	12寸	直寸	用于确定胁肋部腧穴的纵向距离
腰背部	大椎下至尾骶	21寸	直寸	用于确定腰背部腧穴的纵向距离
	两肩胛骨脊柱之间	6寸	横寸	用于确定腰背部腧穴的横向距离
上肢部	腋前、后纹头至肘横纹（平肘尖）	9寸	直寸	用于确定上臂部腧穴的纵向距离
	肘横纹至腕横纹	12寸	直寸	用于确定前臂部腧穴的纵向距离
下肢部	耻骨联合上缘至股骨内上髁上缘	18寸	直寸	用于确定下肢内侧足三阴经腧穴的纵向距离
	胫骨内侧髁下方至内踝尖	13寸	直寸	
	股骨大转子至腘横纹	19寸	直寸	用于确定下肢外后侧足三阳经腧穴的纵向距离
	腘横纹至外踝尖	16寸	直寸	
	外踝尖至足底	3寸	直寸	

　　常用骨度分寸法实际上是以体表解剖标志为基准，根据身体的比例来度量穴位的方法，由于每个人的身体比例不同，根据自己身体比例量出来的穴位最准确。

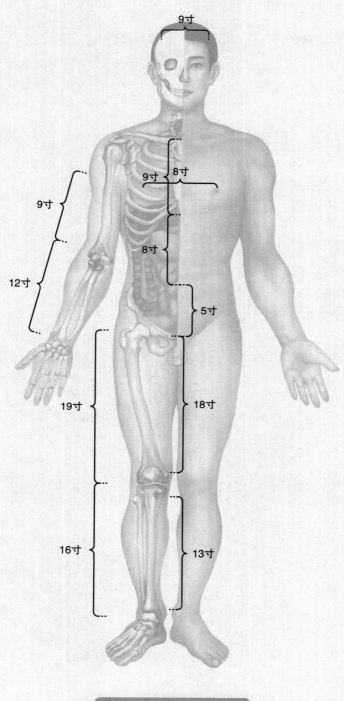

常用骨度分寸示意图1

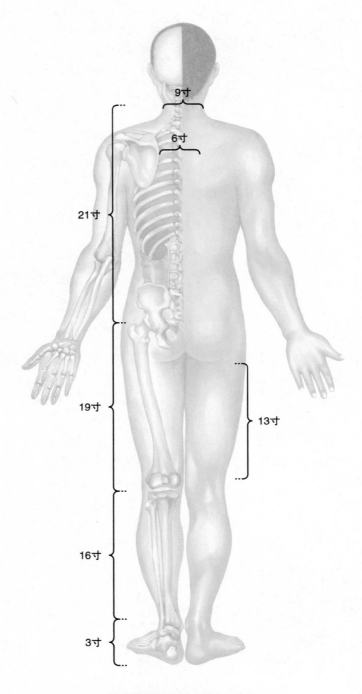

9寸

6寸

21寸

19寸

13寸

16寸

3寸

常用骨度分寸示意图2

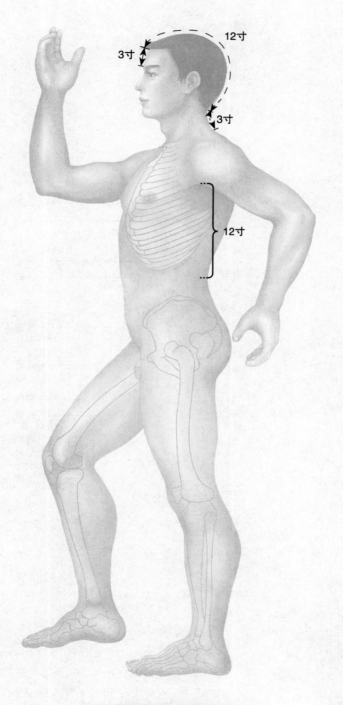

常用骨度分寸示意图3

☯ 手太阴肺经

该经主治

急慢性支气管炎、气喘、咳嗽、胸痛、咯血等，咽炎、鼻炎、鼻衄等，掌心热、上肢前外侧缘疼痛等。

云门
中府

天府
侠白

尺泽

孔最

列缺
经渠
鱼际
少商
太渊

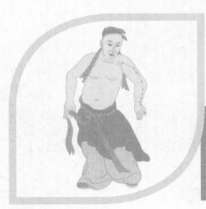

穴位数量	22
经络走向	起于胸部的中府穴，经手臂内侧，止于手拇指的少商穴
穴位分布	分布于胸、手臂内侧及手掌面桡侧

❖ 手太阴肺经名称含义

手太阴肺经首先是手经，代表着这条经脉在四肢走的是上肢，它是一条从胸腹走手的经脉。太阴代表着这条经循行于上肢内侧面的前缘。（三阴三阳的开合枢理论主要是见于足经，手经并不明显。）

这条经脉内属的脏腑是肺，与大肠相表里。

❖ 手太阴肺经循行路线

手太阴肺经左右各一条，均起于腹部，向下与大肠相连，在上行经过胃，上穿膈肌，与肺相连，从气管、喉咙处浅出胸壁，从腋下穿出，沿上臂外侧前缘下行至桡动脉动脉搏动处（这就是通常中医摸脉的地方，被称为寸口脉），沿手掌大鱼际外缘至拇指末端。

由此可见，肺经是从胸腹走手，与内在心、肺、大肠、胃相连。与咽喉、气管有关。

❖ 手太阴肺经功效及运用

1. 手太阴肺经内属肺脏，与肺的呼吸机能关系密切，可用于治疗呼吸系统病症

明代著名医家张景岳提出："肺叶白莹，谓为华盖，以覆诸脏。虚如蜂巢，下无透窍，吸之则满，呼之则虚，一呼一吸，消息自然，司清浊之运化，为人身之橐龠。"这段文字说的就是，人的肺是一个形如蜂窝状的空泡结构，下面并没有透气口，吸气的时候，肺胀满，呼气的时候，则肺收缩，是人身之"橐龠"，"橐龠"是指古代鼓风吹火用的器具，大约类似现代风箱的意思。肺这种呼吸作用，完成体内外氧气及二氧化碳的交换，是呼吸系统的主要器官。手太阴肺经与肺直接相连，能够调节我们的呼吸，治疗咳嗽、气喘、胸闷、呼吸困难等呼吸系统疾患。

2. 肺主气，调节全身气的运动节律。手太阴肺经可以治疗节律失常病症

就上文所说，肺是人身之"囊龠"，也就是风箱，风箱本身是火力的调节器，而肺也是我们身体机能的调节器，调节人体生命活动的节律。在《黄帝内经》中称"肺为相傅之官，治节出焉"，讲的就是肺在人身的作用，类似于一个国家的丞相，治理国家，使整个国家的运作井井有条。而肺调整人体的气的运行节奏，从呼吸运动中就可以看出，一呼一吸，非常有节奏的运动。而我们人身的血液、津液本身是不能动的，需要靠气来推动，因而肺也能调节血液、津液的运行节律。构成人体的基本物质不外乎就是气、血、津液，它们的运动由肺来调控。

手太阴肺经是经气循环运行的最开始的一条经脉，尤其是手太阴肺经上的太渊穴，更是得气最早，因而通过太渊穴可以了解人身气血运行状况，生命运动节律，这也是中医脉诊——寸口脉（手太阴肺经太渊穴）为什么可以候全身的缘由。

❀ 手太阴肺经与时辰的关系

早在《黄帝内经》就明确指出"寅时，肺经当令"。也就是在每天的凌晨3点到5点，这个时候手太阴肺经功能应该最旺盛。寅时是一个很特别的时间。中国古代历法，也就是现在所说的农历是从寅月开始计算的，也就是说农历的正月是寅月，而人体的气机也是从手太阴肺经开始的，中医的十四经循环，是从手太阴肺经开始的，这也是为什么手太阴肺经上寸口脉的搏动可以候一身气血状态的缘由。每天寅时也是我们身体重新开始新的一轮气血运行的起点，是身体气血重新分配的开始，这个时间段大多数人都在熟睡，身体不知不觉中就完成这种转换。但对于一些心肺功能不足、气血亏虚的人来说，血、气分配出现问题，就有可能从睡眠中惊醒。觉得胸闷、满头大汗、严重心肺功能衰竭的人，此时也是一天当中最危险的时刻，有可能导致病情加重，甚至死亡。

手太阴肺经穴位概述

一侧的手太阴肺经上分布有11个穴位，左右两条共22个穴位。主要分布于上臂内侧面与手掌，首穴中府，末穴少商。主治咳嗽、气喘、咳血、胸闷、胸膜炎、胸腔积液等肺系、胸部病症，也可治疗心烦、喉咙疼痛、咽喉炎、缺盆疼痛、手臂疼痛、手掌发热等疾患以及本经脉所经过部位的病症。

手太阴肺经经穴表解

穴　位	部位与取穴法	主治病症
中府 肺之募穴	在胸前壁外上方，云门下1寸，平第1肋间隙，距前正中线6寸	咽喉肿痛，咳嗽，胸痛，哮喘，胸膜炎，肺结核，肋间神经痛
云门	在胸前壁外上方，肩胛喙突上方，锁骨下窝凹陷处，距前正中线6寸	咳嗽，哮喘，胁痛，肺炎，肺结核，心绞痛，肋间神经痛，肩周炎
天府	在上臂内侧面，肱二头肌桡侧缘，腋前纹头下3寸处	咳嗽，哮喘，鼻衄，发热，气管炎，高血压，精神病，眼病，白癜风
侠白	在上臂内侧面，肱二头肌桡侧缘，腋前纹头下4寸，或肘横纹上5寸	咳嗽，哮喘，心绞痛，心动过速，慢性胃炎，肩周炎，上臂内侧痛
尺泽 肺经合穴	在肘横纹中，肱二头肌腱桡侧凹陷处	感冒，咽喉肿痛，咳嗽，哮喘，咯血，胸膜炎，肘关节劳损，胃肠炎，尿频
孔最 肺经郄穴	在前臂掌面桡侧，当尺泽与太渊连线上，腕横纹上7寸	外感发热，咽喉肿痛，咳嗽，哮喘，失语症，桡侧腕伸肌腱炎
列缺 肺经络穴 八脉交会穴 通任脉	在前臂桡侧缘，桡骨茎突上方、腕横纹上1.5寸，当肱桡肌与拇长展肌腱之间	头面痛，偏头痛，三叉神经痛，面神经炎，鼻炎，咽喉肿痛，荨麻疹，支气管炎，肩臂痛，中风后遗症
经渠 肺经经穴	在前臂掌面桡侧，桡骨茎突与桡动脉之间凹陷处，腕横纹上1寸	咽喉肿痛，咳嗽，哮喘，胸背痛，食管痉挛，膈肌痉挛，桡神经痛或麻痹
太渊 肺经输（原）穴 八会穴（脉会）	在腕掌侧横纹桡侧，桡动脉搏动桡侧凹陷处	咳喘，咳血，胸满，百日咳，肺炎，肋间神经痛

（续表）

穴　位	部位与取穴法	主治病症
鱼际 肺经荥穴	在拇指本节（第1掌指关节）后凹陷处，约当第1掌骨中点桡侧，赤白肉际处	感冒，咳喘，咽痛，咳血，失音；肺炎，乳腺炎，神经症
少商 肺经井穴 气功意守穴位	在拇指末节桡侧，距指甲根角0.1寸（指寸）	咽喉肿痛，惊风，中暑，中风，癫病，精神病，休克，虚脱，鼻衄

手太阴肺经要穴解析

中府穴

中府穴位于人体的胸外侧部，与第1肋间隙齐平，距前正中线6寸的地方。一般我们要找中府穴，首先是找到云门穴，然后在云门穴下1寸（约1横指）的地方就是，云门穴的找穴方法可查阅下文。"中"指的是内部，

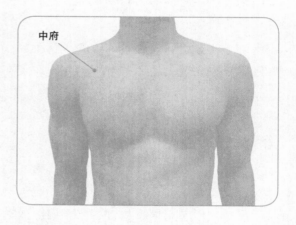

中府

"府"指脏腑。中府意指本穴的气血物质来自脏腑，它是手太阴肺经的首穴，气血物质来自由胸腹包膜包裹的各个脏器。本身手太阴肺经与心、胃、大肠等脏腑直接相连。中府穴是手太阴肺经的募穴，也就是说它是肺经募集能量的一个穴位，这一点与中府穴的名称含义也是一致的。中府穴是手太阴肺经与足太阴脾经两经交会的一个穴位。肺在五行属金，脾在五行属土，土生金，此穴还可促进脾土生肺金，激发肺机能。因而中府穴是补养肺气的一个重要穴位。对于肺气不足引起的胸闷、咳嗽、气喘、容易反复感冒，都可以按揉此穴改善。

☞ 云门穴

云门穴位于胸前壁外侧，距前正中线旁开6寸，当锁骨外端下缘凹陷中。简易取穴的方法，站立，一手叉腰，用另一只手去摸对侧锁骨外侧下端，有一个三角形的凹陷，那个凹陷的中心就是云门穴。"云"指本穴的

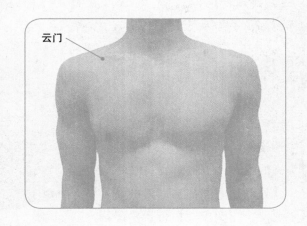

气血物质以类似于自然界"云"的形式存在，是一种气态；而"门"指出入门户的意思。云遇冷下降，遇热升腾而散走，因而云门穴作为肺及其经脉气血向经穴之外传输的方法，其布散量取决于寒温状态。因而可通过此穴调节肺的宣发肃降之间的平衡。肺的宣发作用就是肺气向上向外的运动，肺的肃降是肺气向下向内的运动。这二者处于平衡稳定状态，则呼吸平稳，不平衡则会出现咳嗽、气喘等症。

☞ 尺泽穴

尺泽穴位于肘横纹上，肱二头肌腱桡侧凹陷处（在大拇指侧，而非小指侧）。"尺"，有人认为是人与"乙"（曲肘之形象）的合字，指的是人的手肘，本身尺泽穴位于人体的手肘部。也有一说认为，寸口脉分三部——寸脉、关脉、尺脉，而尺脉是用来候肾的功能的，因而认为尺泽穴有补益人体肾功能的作用，临床确实有此用。"泽"指浅水低凹处。八卦中的兑卦指的就是泽，而兑卦属金，肺也是五行

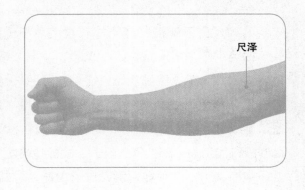

属金，尺泽穴是手太阴肺经的合穴，意味着肺经气血是在此处汇聚。尺泽穴可以用于治疗感冒、咽喉肿痛、咳嗽、咳血、心慌等，也可用于治疗肘部、手臂等穴位所在部位的疼痛。

列缺穴

列缺穴位于前臂部内侧面，桡骨（桡骨端在大拇指侧，而非小指侧）茎突的上方，距腕横纹上1.5寸处的地方。简易取穴的方法，将两手虎口自然平直交叉，一手食指按在另

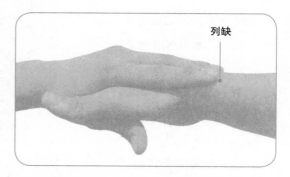

列缺

一手桡骨茎突上，指尖下的凹陷就是列缺穴。"列"，破裂，"缺"有缺损、缺口的意思，列缺意味着手太阴肺经气血在此破缺溃散并溢流四方。列缺穴是任脉的交会穴，所以从此穴手太阴肺经一部分气血流向任脉。列缺穴又是手太阴肺经与手阳明大肠经交会的穴位，所以手太阴肺经一部分气血由此流向手阳明大肠经，剩余下来的气血继续沿手太阴肺经循行。由此可见，此处是手太阴肺经气血的一个分流口。

中医针灸有"头项寻列缺"的歌诀，因此头痛、颈椎病、落枕、面神经麻痹、鼻炎、咽喉炎、三叉神经痛这一类病症都可以通过列缺穴来进行治疗。此外，经常按揉列缺穴可以帮助人们有效戒掉烟瘾。

太渊穴

太渊穴位于腕横纹桡侧端，桡动脉桡侧（在大拇指侧，而非小指侧）凹陷中。"太"是指大的意思，"渊"指深渊，形容太渊穴气血旺盛。太渊穴为手太阴肺经原穴，是肺脏原气经过、停留之处。按揉太渊穴有助于激发肺的机能，治疗咳嗽、气喘、呼吸困难、鼻息微弱、咳血、肺气肿、肺心病等肺系相关病症。现代医学发现，太渊穴可以使肺的呼吸机能加强，降低气道阻力，改善肺的通气量。

中医认为："肺朝百脉，脉会太渊。"肺本身能将全身静脉血汇聚

于肺进行气体交换，将含二氧化碳的颜色较暗的静脉血，转化为载氧的颜色鲜红的动脉血，有助于全身气血正常运行。太渊穴是八脉交会穴中的脉会穴，本穴开于寅时，得气

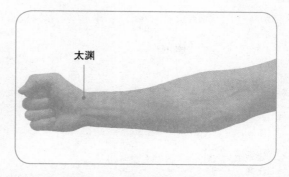

太渊

最先。在中医的四诊中，脉诊的独取寸口法，就是观测手太阴肺经的太渊穴，以此候人体气血状态。

　　太渊穴还是手太阴肺经的俞穴，俞，即输。针灸学认为"输主体重节痛"，因此太渊穴可以用来治疗身体困重疼痛、关节酸痛。

孔最穴

　　孔最穴位于前臂内侧面，在腕横纹上7寸的位置。在手太阴肺经太渊穴与尺泽穴连线上。孔最穴是手太阴肺经的郄穴，"郄"有孔隙的意思。而且从这个穴位的名称来看，这里的"孔隙"还很多，"孔"本身有孔隙的意思，"最"有多的意思。古人认为这里就像一个多孔的"筛子"一样，将手太阴肺经传来的经水大部分如过筛一般，渗透漏入脾土之中。作为手太阴肺经的穴位，本穴可以用于治疗咳嗽、咽喉疼痛、哮喘等肺部病症。由于与脾土关系密切，可用于治疗痔疮、便血等消化系统病症，效果明显。具体可用针法，亦可用灸法。

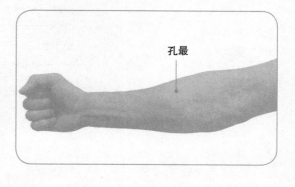

孔最

手阳明大肠经

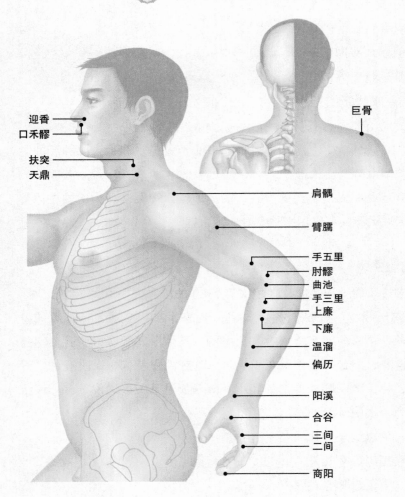

迎香
口禾髎
扶突
天鼎
巨骨
肩髃
臂臑
手五里
肘髎
曲池
手三里
上廉
下廉
温溜
偏历
阳溪
合谷
三间
二间
商阳

该经主治

呼吸系统疾病、消化系统疾病、五官科疾病、皮肤病以及本经脉所经过部位的疾患。

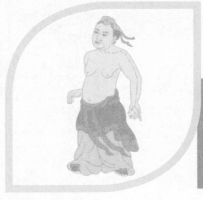

穴位数量	40
经络走向	起于食指末端的商阳穴，沿手臂外侧经过肩头，止于鼻子旁的迎香穴
穴位分布	分布于手部、手臂外侧、肩颈及头部

❀ 手阳明大肠经名称含义

手阳明大肠经首先是手经，代表着这条经脉在四肢走的是手部，它是一条从手指末端走头面的经脉。阳明代表着这条经循行于上肢外侧面的前缘。（三阴三阳的开合枢理论主要是见于足经，手经并不明显。）

这条经脉内属的脏腑是大肠，中医的五运六气的阳明燥金理论认为"在天为燥，在地为金""燥者，阳明金气之所化也"，这就是说阳明、燥金、大肠都是一类的东西，在五行均属"金"。

大肠具有将小肠输送至大肠的食物残渣，吸收多余水分，排除糟粕，发挥燥化粪便的作用，这也符合阳明燥金的特性。手阳明大肠经是十二正经之一，与手太阴肺经相表里。

❀ 手阳明大肠经循行路线

手阳明大肠经左右各一条，本经起于食指桡侧端（商阳穴），经过手背行于上肢伸侧前缘，上肩，至肩关节前缘，向后与督脉在大椎穴处相会，再向前下行入锁骨上窝（缺盆），进入胸腔络肺，通过膈肌下行，入属大肠。其分支从锁骨上窝上行，经颈部至面颊，入下齿中，回出夹口两旁，左右交叉于人中，至对侧鼻翼旁，经气于迎香穴处与足阳明胃经相接。

❀ 手阳明大肠经功效及运用

1. 手阳明大肠经是人体一条很重要的排毒经脉

大肠具有排泄糟粕的功效。人体排泄体内代谢垃圾主要途径有三：一是通过体表皮肤汗腺，以出汗的方式排泄；二是通过膀胱，以尿液的形式排泄；三是通过大肠，以粪便的形式排泄。大肠末端中医称其为"魄门"，也就是我们现在所说的肛门。《黄帝内经》有"魄门亦为五脏使，水谷不得久藏"的说法，告诉我们"魄门"是排泄内在脏腑代谢垃圾的地方，这些糟粕物质不能在体内长时间停留，否则会有损于健康。因而，保持大肠排便功能的正常，对于维持整个身体健康有非常重要的意义。经常揉按手阳明大肠经上精气旺盛的合谷穴，有助于激发大肠机能，治疗习惯性便秘。

中医认为，肺与大肠相表里，手太阴肺经与手阳明大肠经相互连接，肺与大肠五行均属"金"，是同一个系统。大肠排泄代谢废物的能力，尤其表现为肺排泄垃圾。本身肺性喜洁净，肺为清虚之脏，不容纤芥。而要保持这种洁净需要依赖手阳明大肠经的排泄糟粕的能力。如果经常大便秘结，则可能导致肺部问题，出现咳嗽、气喘、肺部感染等情况。

2. 手阳明大肠经是一条气血很旺盛的经脉

手阳明大肠经是多气多血之经，气血旺盛。中医认为气有余便是火，气不足，温煦能力下降则寒，所以可以通过调理手阳明大肠经气血状态，来治疗寒热病症。

◈ 手阳明大肠经与时辰的关系

早在《黄帝内经》就明确指出"卯时，大肠经当令"。也就是在每天的早晨5点至7点，这个时候手阳明大肠经功能应该最旺盛，大肠的作用主要是排泄糟粕，因此我们最好在这个手阳明大肠经功能最旺盛的时候排大便，有助于将身体内的糟粕尽最大可能排出去，有助于身体健康。所以我们应该尽可能养成早晨5点至7点排便的习惯。可以通过按揉腹部，或者饮用一些温开水，帮助胃肠蠕动。如果习惯性便秘，还可以适当饮用一些温的淡盐水，咸味有下行作用，盐水有助于大肠将糟粕向下蠕动排便。

◈ 手阳明大肠经穴位概述

一侧的手阳明大肠经上分布有20个穴位，左右两条共40个穴位。主要分布于上臂外侧前缘。首穴商阳，末穴迎香。主治腹胀、腹痛、腹鸣腹泻、便秘、痔疮等胃肠疾病，神经精神方面疾病，皮肤疾病和热病以及本经脉所经过部位的病症例如咽喉、肩臂、鼻等疾患。

手阳明大肠经经穴表解

穴 位	部位与取穴法	主 治 病 症
商阳 大肠经井穴	在食指末节桡侧，距指甲根角0.1寸（指寸）	咽喉肿痛，口腔炎，腮腺炎，牙痛，耳聋耳鸣，高热神昏，休克，中风，虚脱
二间 大肠经荥穴	微握拳，在食指本节（第2掌指关节）前，桡侧凹陷处	咽喉肿痛，牙龈炎，面神经炎，三叉神经痛
三间 大肠经输穴	微握拳，在食指本节后，桡侧凹陷处	感冒，结合膜炎，扁桃体炎，腮腺炎，胃肠炎，面神经炎，三叉神经痛，失语症，手背肿痛
合谷 大肠经原穴 气功自我按摩穴位	在手背，第1、2掌骨间，当第2掌骨桡侧中点处	外感发热，结合膜炎，角膜炎，鼻炎，鼻窦炎，鼻衄，牙周炎，龋齿，口腔炎，扁桃体炎，咽喉炎，面神经炎，三叉神经痛，月经痛，皮肤病，神经精神病，失语证，小儿惊风
阳溪 大肠经经穴	在腕背横纹桡侧，拇指上翘时，当拇短、长伸肌之间凹陷处	头痛，眼病，牙痛，耳聋耳鸣，咽喉肿痛，面神经炎，腕关节炎与腱鞘炎，癫痫，癔病，精神病
偏历 大肠经络穴	屈肘，在前臂背面桡侧，当阳溪与曲池连线上，腕横纹上3寸	面神经炎，面肌痉挛，耳聋耳鸣，咽喉肿痛，肩臂风湿痛，水肿
温溜 大肠经郄穴	屈肘，在前臂背面桡侧，当阳溪与曲池连线上，腕横纹上5寸	颜面疔肿，面神经炎，腮腺炎，口腔炎，舌炎，咽喉肿痛，前臂神经痛，肠炎
下廉	在前臂背面桡侧，当阳溪与曲池连线上，肘横纹下4寸	咳嗽，哮喘，支气管炎，胸膜炎，乳腺炎，肠炎，膀胱炎，肘臂痛
上廉	在前臂背面桡侧，当阳溪与曲池连线上，肘横纹下3寸	肠鸣腹痛，中风后遗症，肩周炎，肩臂风湿痛，肠炎，膀胱炎，肘臂痛
手三里	在前臂背面桡侧，当阳溪与曲池连线上，肘横纹下2寸	齿痛颊肿，高血压，中风后遗症，感冒，面神经炎，肘关节炎及劳损，乳腺炎，肠炎
曲池 大肠经合穴	在肘横纹外侧端，屈肘，当尺泽与肱骨外上髁连线的中点	高血压，中风后遗症，颜面疔肿，眼耳鼻喉炎症，颌下淋巴结炎，臂丛神经痛，肩周炎，肱骨外上髁炎，肘关节炎，皮肤病，过敏

（续表）

穴　位	部位与取穴法	主治病症
肘髎	在臂外侧，屈肘，曲池上方1寸，当肱骨边缘处	中风后遗症，肩周炎，肘关节炎，肱骨外上髁炎
手五里	在臂外侧，当曲池与肩髃连线上，曲池上3寸处	肩周炎，肘关节炎，颈淋巴结核，甲状腺肿大，咳嗽，屈光不正，视神经炎
臂臑	在臂外侧，三角肌止点处，当曲池与肩髃连线上，曲池上7寸	结合膜炎，角膜炎，屈光不正，色弱，肩周炎，甲状腺功能亢进症
肩髃	在肩部，三角肌上，臂外展或向前平伸时，当肩峰前下方凹陷处	肩周炎，肘关节炎，偏瘫，颈椎病，荨麻疹，风湿性关节炎
巨骨	在肩上部，当锁骨肩峰端与肩胛冈之间凹陷处	肩周炎，颈淋巴结结核，荨麻疹，风湿性关节炎，颈肩痛
天鼎	在颈外侧部，胸锁乳突肌后缘，当喉结旁，扶突与缺盆连线中点	咽喉肿痛，瘰病，神经性呃逆，颈淋巴结核，失语
扶突	在颈外侧部，结喉旁，当胸锁乳突肌前、后缘之间	高血压，三叉神经痛，瘰病，神经衰弱，肩臂痛，皮肤病，偏瘫
口禾髎	在上唇部，鼻孔外缘直下，平水沟穴	鼻炎，鼻衄，面神经炎，瘰病，虚脱
迎香 气功自我按摩穴位	左鼻唇沟中，当鼻翼外缘中点旁	感冒鼻塞，鼻炎，鼻衄，鼻息肉，鼻甲肥大，鼻窦炎，面神经炎

✿ 手阳明大肠经要穴解析

☞ 商阳穴

　　商阳穴位于手掌部，食指末端，靠近大拇指侧，距指甲角0.1寸的地方。从名称来看，"商"指的是漏刻，是古计时工具，"阳"指阳气。它是手阳明大肠经的井穴，也就是手阳明大肠经气血外出体表的"井口"，而这个"井口"，如同漏刻滴孔，阳气从这一滴孔向外喷射。商阳穴又被称为绝阳穴，也就是纯阳的意思，说的也是从商阳穴外出体表的物质为纯阳之气。因而，商阳穴能补益阳气，延缓衰老，尤其对男性阳痿、

精稀、精子活力不足有很
好的效果。井穴可以用来
治疗急症，是治疗中风、
突然昏倒的急救要穴。商
阳穴也有这个功效。

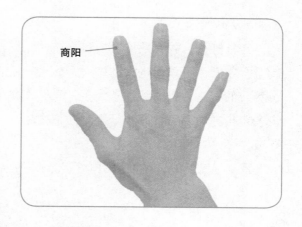

商阳

　　一般保健调理，只需
要轻微按摩商阳穴。可用
左手拇指、食指指腹按揉
右手商阳穴。左右手可相
互交替按压，以商阳穴微微感到发热即可。但如果用于急救，则需要重
力刺激本穴，一般可用三棱针点刺出血或者重力按切。

👉合谷穴

　　合谷穴位于手掌背部，可以一手的拇指第一个关节横纹正对另一手
的虎口边，拇指屈曲按下，指尖所指处就是合谷穴。"合"意即合拢，
"谷"是山谷的意思。合谷穴本身位于第1、2掌骨之间，两骨相合，形
状如山谷的地方，所以名为合谷。我们从合谷穴的另一种简单取穴方
法，更能形象了解这一点，将拇指与食指成45°角张开，在第1、2掌骨延
长角的交点就是合谷穴。

　　中医有"面口合谷收"的说法，因此头面口腔的疾患可以通过合谷
穴来调治，比如头痛、鼻出血、牙痛、三叉神经痛、面瘫、口眼歪斜、

疡腮、咽喉肿痛、扁桃体
炎等病症。甚至于面部的
青春痘、黄褐斑等，也可
以通过合谷穴来进行调
治。这主要是因为合谷穴
是手阳明大肠经的原穴，
刺激此穴可激发手阳明大
肠经气血，而手阳明大肠
经是气血旺盛的经脉，从

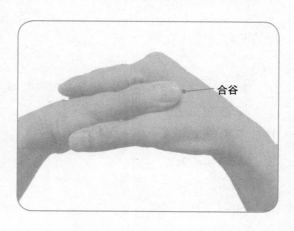

合谷

而调整人体气血达到治疗目的。

经常揉按合谷穴还可以治疗习惯性便秘，作为手阳明大肠经原穴，刺激合谷穴，可以促进大肠蠕动，促进排便。平时保健可用揉按或指压合谷穴的方法，但值得注意的是，我们在找到合谷穴时，指压合谷穴时应朝小指方向用力，而不是垂直向下按压，这样才能更好地发挥此穴的疗效。

需要注意的是，孕妇慎用合谷穴，容易导致滑胎小产。

☞ 曲池穴

曲池穴位于手肘外侧，当90°屈肘时，肘横纹头处。"曲"是指弯曲，指的它位于手肘弯曲部。"池"是水池，说的是曲池穴是手肘弯曲处的低洼水池。手阳明大肠经的气血聚合于此低洼处，所以它是手阳明大肠经的"合穴"，这是手阳明大肠经经气最旺盛的穴位。

曲池穴是一个重要的清热穴，可以用于退热，治疗外感风热的感冒症，还可以用来治疗血分有热的疮疡瘙痒、荨麻疹、湿疹等皮肤病。对于咽喉肿痛、牙痛、目赤痛等热证也有很好的清热效果。

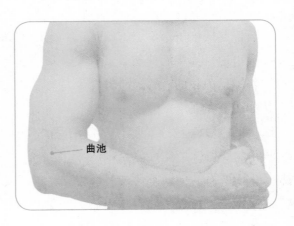
曲池

☞ 手五里穴

手五里穴位于上臂外侧，曲池穴上3寸的地方，大概在上臂上2/3与下1/3的交点的位置。《灵枢》说："迎之五里，中

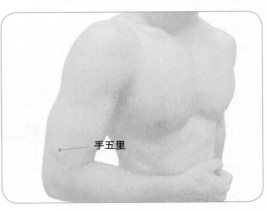
手五里

道而止，五至而已，五往而五脏之气尽矣。"是说手五里穴这个穴位用泻法针刺后，会泻五脏精气，针刺5天后，会导致五脏精气衰竭。这也是手五里穴名称的含义。在古代，手五里是禁针的，但是如果经常按摩此穴位，可以补益五脏，强身延寿。

揉按手五里穴，还可以治疗肩臂疼痛、上肢无力等症，也可以辅助治疗偏瘫。

👉 肩髃穴

肩髃穴位于上臂外侧，抬肩时，肩峰前凹陷处，大约在三角肌上部中央。肩髃穴的"肩"指项下的部位；"髃"指肩前之隅角。"肩髃"即指此穴位于肩前之隅角。肩髃穴又被称为中井骨，"中"指内部；"井"是指地之

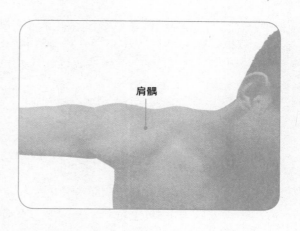

孔隙；"骨"是骨骼，指的是手阳明大肠经的气血从本穴流入骨部，为骨骼提供营养，可用于治疗肩臂骨骼疾病。例如肩痛、肩周炎等病症。

👉 迎香穴

迎香穴位于人体面部，在鼻翼旁开约1厘米处，在鼻唇沟中。"迎"是迎受的意思，"香"指五谷饮食的香气。本穴能够接受胃经供给的气血，是手阳明大肠经与足阳明胃经交接的穴位。"香"有香气，也有让鼻腔闻到

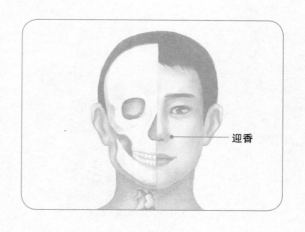

气味的意思。迎香穴是手阳明大肠经气血通到鼻内的门户，是治疗鼻部疾病的要穴，可以用于治疗鼻部疾病。过敏性鼻炎、鼻窦炎的患者，每日轻轻揉按迎香穴，可以缓解慢性鼻炎。感冒出现鼻塞、鼻流涕，也可以通过揉按迎香穴，缓解症状。

足阳明胃经

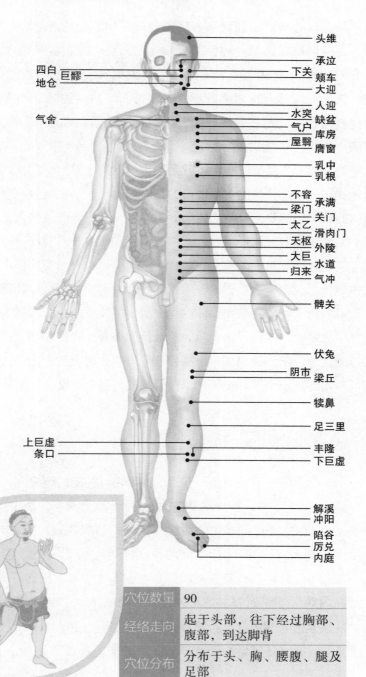

该经主治

消化系统疾病及五官科疾病。

头维
承泣
下关 颊车
大迎
人迎
水突 缺盆
气户 库房
屋翳 膺窗
乳中
乳根
不容 承满
梁门 关门
太乙 滑肉门
天枢 外陵
大巨 水道
归来 气冲
髀关
伏兔
阴市 梁丘
犊鼻
足三里
丰隆
下巨虚

四白 巨髎
地仓
气舍
上巨虚
条口

解溪
冲阳
陷谷
厉兑
内庭

穴位数量	90
经络走向	起于头部,往下经过胸部、腹部,到达脚背
穴位分布	分布于头、胸、腰腹、腿及足部

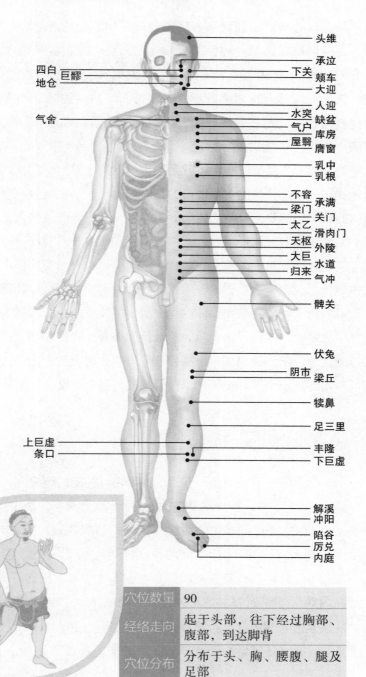

足阳明胃经名称含义

从名称可知，足经代表着这条经脉在四肢走的是足部，它是一条从头走足的经脉。阳明，即两阳合明谓之阳明，而胃经是多气多血之经，因此有很多人就是从多气多血来解释其两阳合明的；当然还有一种说法，认为合即是合拢聚集的意思，使得阳气从一种散发释放状态，逐渐收拢聚合，转为蓄积收藏状态。这两种解释我们都可以从该条经脉所属脏腑——胃的功能得到一些证据。中医认为胃具有收纳、腐熟水谷，主通降的功能。什么意思呢？也就是说胃可以接受我们吃进体内的食物，并将食物初步消化，当然主要进行的是磨盘的工作，也就是将食物磨碎，类似我们厨房用的粉碎机的功能。而通降，是指胃气能够使得食物能沿着我们整个消化道向下通畅运行，从口腔开始，所以一旦胃的通降功能出现问题，我们就会不想吃东西，胃口变差，当然也可以出现大便不通畅。胃是人体消化系统中非常重要的脏腑。它是食物消化的场所，而这些食物经消化所得的营养物质，是我们体内气血产生的物质基础。因此中医有脾胃为气血生化之源的说法，这也是为什么足阳明胃经是多气多血之经的缘由。人体消化道位于人体内部，而消化这个过程本身需要大量的能量，也就是阳气，因此足阳明胃经必须将阳气由发散状态合拢聚集，使其蓄积收藏。

足阳明胃经循行路线

足阳明胃经左右各一条，起于头面部鼻翼两旁的迎香穴，从头走足。

在头面部路径：在鼻头下左右交会，然后旁行入眼内角，再沿鼻外侧下行，挟口两旁，环绕嘴唇，在下唇下方凹陷处左右相交，沿下颌骨后下缘到大迎穴处，沿下颌角上行过耳前，经过耳侧，沿发际，到额前。由此可见足阳明胃经在头面部分布范围是非常广泛的。

向内联络脏腑的分支是从大迎穴，沿喉咙向下后行至大椎，反折向前，从缺盆进入胸腔，下行穿过膈肌，联络胃与脾。

直行主干则是从内行分支连接，从缺盆处浅出体表，沿乳中线下行，下行至腹股沟外的气街穴，沿大腿前侧下行，至膝膑沿下肢胫骨前缘下行至足背，入足第二趾外侧端。

足阳明胃经功效及运用

1. 足阳明胃经是一条美容经

就如上文所说，足阳明胃经在面部分布范围广泛，两颊、下巴、脸侧部、额头均有分布；而且足阳明胃经是一条多气多血之经，为面部提供了充分的气血，温养肌肤，从而使人面色红润有光泽，皮肤细腻。但女性到了35岁左右，这种情况就有了变化，早在2000多年前，《黄帝内经》就指出："五七，阳明脉衰，面始焦……"女性35岁，足阳明胃经的气血衰少了，面部没有足够的气血滋养后，出现面容憔悴，肌肤光泽度下降，渐渐就开始出现人老珠黄了。因此经常揉按、拍打足阳明胃经，刺激足阳明胃经经气，可以起到美容、延缓衰老的作用。道家的干洗脸功法，也就是利用这个原理达到驻颜功效。具体操作方法如下：双手搓得微微发热，然后两手手指并拢，先下后上，搓擦面部，如同洗脸之状，连做36次，搓到面部轻微发热，才有效果。操作效果最好的时间是早上7点至9点。

此外，足阳明胃经上的四白、足三里、承泣穴均有美容的功效，下面会一一介绍。

2. 足阳明胃经是一条降浊下气的经脉

足阳明胃经在循行过程中，经过喉咙，从缺盆入胸腔，有助于宽胸理气，治疗一些呼吸系统气降不够，引起的气逆咳嗽、气喘、胸闷，不够气呼吸等情况。调理足阳明胃经有助于治疗这些呼吸系统病症。足阳明胃经与手阳明大肠经，均属同名阳经——阳明经，且在头面的迎香穴相交。足阳明胃经的降浊功能有助于大肠的传导糟粕的功能，刺激足阳明胃经上相关穴位，可达到通肠导滞、理气通便的功效。足阳明胃经的通降也有助于小肠、膀胱的通降，所以刺激足阳明胃经相关穴位也可治疗小便不利的病症。

中医认为，"邪郁化火"，足阳明胃经降浊下气功能失常，体内如果浊邪停留，日久就会化火。因此调整足阳明胃经功能，还可治疗一些局部"上火"症状，比如牙痛、面肿、头痛、心烦等病症。

3. 足阳明胃经能调理消化功能，化生气血

足阳明胃经在循行过程中联络脏腑中的脾与胃，因为与人体消化系统功能密切相关，且脾胃为人体气血生化之源，因此按摩敲打或拍打足阳明胃经能够帮助机体改善消化系统机能，使得人体气血旺盛。

◈ 足阳明胃经与时辰的关系

一天之中，足阳明胃经经气最旺盛的时候是辰时，也就是早上的7点至9点，因此我们早餐时间最好安排在这个时间段，利用足阳明胃经经气最旺，能最有效地接受消化食物。中医认为胃的生理特性是喜润恶燥，因此此时应使用一些稀粥、麦片、豆浆等多汁易消化的食物，而尽可能不要吃一些煎炸、烘烤的食物，比如饼干、油条一类的。

生活中有些朋友常常不吃早餐，这实际上非常有害。因为在辰时足阳明胃经经气旺盛，胃的功能健旺，它会分泌胃酸帮助食物消化。而如果此时胃内没有食物，那胃酸就会腐蚀胃黏膜，久而久之就会出现胃溃疡、胃炎、十二指肠溃疡等疾病。

◈ 足阳明胃经穴位概述

一侧的足阳明胃经上分布有45个穴位，左右两条共90个穴位。首穴承泣穴，末穴厉兑穴。主治消化系统、呼吸系统、循环系统某些病症和咽喉、头面、五官病症以及本经脉所经过部位之病症。

足阳明胃经经穴表解

穴 位	部位与取穴法	主 治 病 症
承泣	在面部，两眼平视，当眼球与眶下缘之间	屈光不正，夜盲，青光眼，色弱，色盲，结合膜炎，角膜炎，视神经炎，视神经萎缩，泪囊炎，眶下神经痛

（续表）

穴 位	部位与取穴法	主 治 病 症
四白	在面部，瞳孔直下，当眶下孔凹陷处	眼病，三叉神经痛，眼睑痉挛，面神经炎，副鼻窦炎
巨髎	在面部，瞳孔直下，平鼻翼下缘处，当鼻唇沟外侧	眼病，鼻病，牙痛，三叉神经痛，面神经炎，上颌窦炎
地仓	在面部，口角外侧，上直瞳孔	小儿流涎，面肌痉挛，三叉神经痛，小儿惊痫
大迎	在下颌角前方，咬肌附着部的前缘，当面动脉搏动处	面神经炎，面肌痉挛，三叉神经痛，腮腺炎，牙周炎，颈淋巴结结核
颊车	面颊部，下颌角前上方约1横指，当咀嚼时咬肌隆起，按之凹陷处	面神经炎，面肌痉挛，三叉神经痛，偏瘫，癔病，扁桃体炎，牙髓炎，口腔炎，腮腺炎，下颌关节炎
下关	在面部耳前，当颧弓与下颌切迹所形成的凹陷中	下牙痛，三叉神经痛，下颌关节紊乱症，面神经炎，面肌痉挛，神经性耳聋、耳鸣，中耳炎
头维	在头侧面，当额角发际直上0.5寸，头正中线旁开4.5寸	偏头痛，三叉神经痛，眩晕症，眼病，面神经炎，面肌痉挛
人迎	在颈部，喉结旁，当胸锁乳突肌前缘，颈总动脉搏动处	高血压，咽炎，扁桃体炎，甲状腺肿，哮喘，发音困难，偏瘫
水突	在颈部，胸锁乳突肌前缘，当人迎与气舍连线的中点	扁桃体炎，咽喉炎，甲状腺肿，哮喘，百日咳
气舍	在颈部，当锁骨内侧端的上缘，胸锁乳突肌的胸骨头与锁骨头之间	咽喉肿痛，喘咳，头项强痛
缺盆	在锁骨上窝中央，距前正中线4寸	咽喉肿痛，喘咳，肋间神经痛，胸膜炎
气户	在胸部，当锁骨中点下缘，距前正中线4寸	喘咳，呼吸困难，呃逆，胸背痛
库房	在胸部，当第1肋间，距正中线4寸	喘咳，胸胁胀痛
屋翳	在胸部，当第2肋间，距前正中线4寸	喘咳，胸胁胀痛，乳腺炎
膺窗	在胸部，当第3肋间，距前正中线4寸	咳喘，胸胁痛，乳腺炎，肠鸣腹泻，心律不齐、心动过速
乳中	在胸部，当第4肋间，乳头中央，距前正中线4寸	为胸部取穴标志

穴 位	部位与取穴法	主 治 病 症
乳根	在胸部，当乳头直下，乳房根部，第5肋间隙，距前正中线4寸	乳汁不足，乳腺炎，胸胁痛
不容	在上腹部，当脐中上6寸，距前正中线2寸	食欲不振，胃痛，腹胀，呕吐，胸胁背痛
承满	在上腹部，当脐中上5寸，距前正中线2寸	胃痛，呕吐，肠鸣，腹胀，食欲不振，咳喘，胁下痛
梁门	在腹部，当脐中上4寸，距前正中线2寸	胃痛，呕吐，腹胀，溏泄，溃疡病，胃神经症
关门	在上腹部，当脐中上3寸，距前正中线2寸	食欲不振，腹痛，腹胀，肠鸣，腹泻，水肿
太乙	在上腹部，当脐中上2寸，距前正中线2寸	消化不良，胃痛，心烦不宁，精神病，肠疝
滑肉门	在上腹部，当脐中上1寸，距前正中线2寸	胃痛，呕吐，精神病
天枢 大肠募穴	在腹中部，当脐中旁开2寸	腹胀，腹痛，泄泻，便秘，痢疾，消化不良，阑尾炎，肠炎，肠麻痹，月经不调，痛经
外陵	在下腹部，当脐中下1寸，距前正中线2寸	腹胀，腹痛，月经不调，痛经
大巨	在下腹部，当脐中下2寸，距前正中线2寸	小腹胀满，小便不利，遗精，早泄，失眠，疝气
水道 左称胞门 右称子户	在下腹部，当脐中下3寸，距前正中线2寸	小腹胀满，肾炎水肿，尿路感染，尿潴留，痛经，月经不调，不孕症，难产，白带过多，腹中积聚
归来	在下腹部，当脐中下4寸，距前正中线2寸	小腹疼痛，月经不调，白带，子宫脱垂，茎中痛，遗精，睾丸炎
气冲	在腹股沟稍上方，当脐中下5寸，曲骨旁开2寸	小腹痛，疝气；外阴肿痛，茎中痛，阳痿；月经不调，不孕症，胎产诸疾
髀关	在大腿前面，当髂前上棘与髌底外侧端的连线上，屈股时平会阴穴，居缝匠肌外侧凹陷处；又法：与阴茎根平齐的大腿正中处	膝腿肿痛，下肢麻木、瘫痪，腹股沟淋巴结炎，腰痛
伏兔	在大腿前面，当髂前上棘与髌底外侧端的连线上，髌底上6寸	腰腿痛，下肢麻木、瘫痪，脚气，荨麻疹

穴　位	部位与取穴法	主治病症
阴市	在大腿前面，当髂前上棘与髌底外侧端的连线上，髌底上3寸，即髌骨外侧缘直上3寸	下肢风湿痹痛，瘫痪、麻木，腰腿痛，髌骨软化症；阳痿，糖尿病
梁丘 胃经郄穴	屈膝，在大腿前面，当髂前上棘与髌底外侧端的连线上，髌底上2寸	胃痛，腹泻，乳腺炎，膝关节痛，溃疡，胃酸过多
犊鼻 即外膝眼	屈膝，在膝部，髌骨与髌韧带外侧凹陷中	膝关节痛，脚气
足三里 胃经合穴 全身强壮穴 气功意守和自我按摩穴位	在小腿前外侧，当犊鼻下3寸，距胫骨前缘1横指（中指），屈膝垂足取之	胃痛，腹胀，腹泻，呕吐，便秘；痢疾，消化不良，胃酸缺乏；耳鸣，头晕，神经衰弱，癔病，癫痫，精神病；高血压，中风；月经不调，痛经，乳腺炎，产后血晕；脚气，水肿，胫膝疼痛；休克，虚脱，身体虚弱等
上巨虚 大肠之下合穴	在小腿前外侧，当犊鼻下6寸，距胫骨前缘1横指	腹痛，腹胀，腹泻，阑尾炎，下肢瘫痪
条口	在小腿前外侧，当犊鼻下8寸，距胫骨前缘1横指	小腿冷痛，下肢麻木、瘫痪，肩痛
下巨虚 小肠之下合穴	在小腿前外侧，当犊鼻下9寸，距胫骨前缘1横指	小腹疼痛，腹泻，下肢酸痛，瘫痪
丰隆 胃经络穴	在小腿前外侧，当外踝尖上8寸，条口外，距胫骨前缘2横指（中指），胫腓骨之间	各种痰证，咳嗽，哮喘，痰多，咽喉肿痛，头痛，眩晕，癔病，癫痫，精神病，小腿酸痛，下肢麻木、瘫痪
解溪 胃经经穴	在足背与小腿交界处的横纹中央凹陷中，当踇长与趾长伸肌腱之间，与外踝尖平齐	头痛，面肿，腹胀，便秘，踝关节痛，足下垂，下肢瘫痪，麻木，脊髓灰质炎后遗症
冲阳 胃经原穴	在足背最高处，当踇长与趾长伸肌腱之间，足背动脉搏动处，当解溪下1.5寸	牙痛，面肿，面神经炎，足痿无力，足背肿痛，胃痛，腹胀，精神病，癫痫
陷谷 胃经输穴	在足背，当第2、3跖骨间，第2跖趾关节近端	颜面浮肿，全身水肿，肠鸣腹痛，足背肿痛
内庭 胃经荥穴	在足背，当第2、3趾间，趾蹼缘后方赤白肉际处	胃痛，腹胀，腹泻，便秘，痢疾，头痛，牙痛，面神经炎，咽喉肿痛，鼻衄，热病，足背痛
厉兑 胃经井穴	在足第2趾末节外侧，距趾甲根角0.1寸（指寸）	面肿，面瘫，牙痛，鼻炎，鼻衄，咽喉肿痛，胸腹胀满，热病神昏，昏厥

足阳明胃经要穴解析

承泣穴

承泣穴位于人体眼球下部与目眶下缘之间的凹陷处，瞳孔直下处。取穴时注意用大拇指将眼球上推，靠近目眶下缘取穴。这是足阳明胃经的起始穴，且位置最高，足阳明胃经为多气多血之经，经穴内气液充分，且该穴为

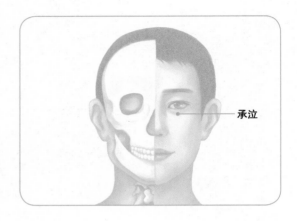

承泣

足阳明胃经、任脉、阳跷脉的交会穴。经脉交会并非简单的经络间的相遇点，更重要的是有穴内气血物质的交换。在此穴，将穴内属阴的阴液物质汇入任脉，进入任脉的承浆穴。穴内属阳的温热之气则汇入阳跷脉。本穴内是偏于温热的浊重部分，可以理解为有能量的营养物质，这些物质沿足阳明胃经下输，营养头面部。

承泣穴又名鼷穴、面髎，溪穴。"髎"即空隙，"鼷"即小洞，它实际上是足阳明胃经气血外出的一个小洞。溪穴意味着小溪，因而这里气液下流，又靠近眼睛，非常形象地称为承泣穴。

承泣穴靠近眼睛，为眼睛提供足阳明胃经的气血供养。因而它的功效主要是调理、治疗眼部疾病，比如近视眼、白内障、夜盲、口眼歪斜、眼球震颤等。如果出现近视眼，视物模糊的情况，我们可以通过此穴位达到改善视力的效果。国医大师贺普仁先生的养眼功其中一个方法就是揉按承泣穴。方法是用指腹揉按承泣穴，每次36下，穴位处要有酸胀感才有效。当然这个方法需要长期坚持，持之以恒。

四白穴

四白穴位于面部，瞳孔之下，颧骨上方凹陷中（眼眶下缘正中直下1

横指），大约离眼球有2厘米。该穴位主要是通过吸热将承泣穴输送来的有能量的营养物质快速气化成白色气态物质，充斥四方，故名四白。该穴同样是主治与眼睛有关的疾患，比如近视、色盲、目赤肿痛、口眼歪斜、眼球

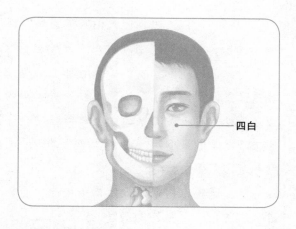

四白

震颤等。可以用指压穴位的方法达到改善色觉与视力的目的。睁开眼睛指压主要用于治疗色盲，而闭眼指压主要用于改善视力，比如近视眼等。此外，现代人对美的需求增高，该穴位还成为养颜美白，改善黑眼圈的重要穴位。经常揉按四白穴可使皮肤白皙细腻，减少皱纹，因为它可改善面部气血供应。另外还能通过刺激该穴位，使其气血物质迅速气化而达到消除局部瘀滞，解决由于熬夜引起的瘀滞停留引起的黑眼圈问题。

👉 天枢穴

天枢穴位于人体腹部肚脐的两旁，距脐中2寸，取穴时肚脐左右各旁开3横指处，左右各一。天枢即天枢星，是北斗七星的第1颗。北斗星在天文学上是定方位、定季节的标志，而天枢穴在人体位于人体中线两旁，也起到标志性作用，是人体升降清浊的枢纽。人的气机上下沟通，升降沉浮，均经过天枢穴，故名天枢。天枢穴又是人体六腑之大肠的募穴，胃气由本穴源源不断地输送至手阳明大肠经。该穴气血是大肠气血的主要来源，因而与大肠降浊排便功能密切相关，可用来治疗腹痛、腹胀、便秘、腹泻、痢疾、恶心呕吐等胃肠疾病。实际上由于它是一个标志

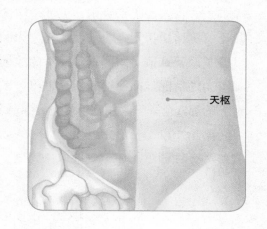

天枢

点，我们还可以通过指压天枢穴是否有明显痛感来判断人体胃肠功能状况，如果有明显痛感则说明人体胃肠功能障碍。此外，还有一些降浊功能——尿液的排泄，女性特有的降浊功能——月经，也可通过此穴进行调整。此穴可用于治疗小便不利、月经不调、痛经等疾病。我们可以经常用指压天枢穴的方法改善人体胃肠功能，具体手法是用两手大拇指分别按住两侧的天枢穴，力度由轻到重向下缓缓按压，持续5分钟，然后缓缓抬起，但手指始终放在天枢穴上，可重复2～3次。

由于天枢穴可调整人体胃肠功能，使其升清降浊，气的运行流畅疏通，因为此穴又被称为最好的安眠药。古人有"胃不和则卧不安"的说法，通过改善胃肠功能来达到改善睡眠的效果。

👉梁丘穴

梁丘穴位于膝盖上方，从膝盖骨右上方往上3横指处，但我们用力伸直膝盖筋骨突出处的凹陷。"梁"是指横梁，"丘"是土丘，都是土气，而此穴为肉之大会。从五行的角度而言横梁、土丘、肌肉、胃都属五行中的土。古人用土来克水，也就是围堵住水，防止其四溢。该穴就是利用土气围堵囤积胃经水液，使其成为胃经上的一个水库。刺激该穴可达到开关闸，调节足阳明胃经经水的效果，迅速改善足阳明胃经气血不足或有余的情况，因而治疗效果迅速，常用于治疗急症，被称为足阳明胃经上的郄穴（郄穴是用来治疗本经及所属脏腑急症的穴位）。

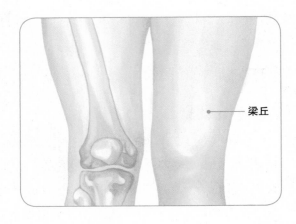

梁丘

梁丘穴可用于治疗胃痉挛引起的急性胃痛，用拇指指腹用力按压该穴2～3分钟即可止痛，效果迅速明显。此外梁丘穴还可以治疗腹泻、浮肿、膝盖疼痛等疾患。

足三里穴

　　足三里穴可谓是穴位中的天王、天后，知名度极高。足三里穴位于膝盖外侧下方凹陷处（外膝眼）下4横指与胫骨前缘旁开1横指相交处。还有一种简易取穴的方法，右手找右侧足三里穴。将右手掌横纹对着右膝盖的髌骨上缘，手掌包裹右膝盖，手指四指并拢，自然下垂，中指指尖所对的位置即是右侧足三里穴。同样方法，用左手可找到左侧足三里穴。

　　足三里穴的"三里"指的是三里方圆之地的意思，也就是说足阳明胃经气血从上运行到足三里穴后，大量气化，形成一个三里方圆的大气场，故名足三里穴。也有人是这样解释的："足三里"，望文生义，此穴的作用是补脚力，在疲劳困乏的时候，灸疗此穴可以再走三里路。

　　足三里穴是足阳明胃经的合穴。合穴一般位于肘膝关节处，是指经气自四肢末端至此，最为盛大，好比是水入大海一般，因此足三里穴又接受了来自足阳明胃经足三里穴以下各穴的上行之气。故而此处经气旺盛，对于调整脾胃功能有重要作用。中医认为"脾胃为后天之本"，也就是说人出生以后，生命所依赖的根本就是脾胃，所以足三里穴这一脾胃最重要的穴位也就成为人体重要的强壮穴。

　　足三里穴的补益作用是不容小觑的。它有强大的补气功能。身体虚困乏力的时候，灸疗此穴可以通过刺激胃肠系统源源不断产生我们身体所需的精、气、神。灸疗足三里穴既可以调治肠胃系统，又可以补气。足三里穴成为日常保健的第一大穴，俗称"长寿穴"。

　　足三里穴的功效广泛，主要来说有这么几个方面：首先是可以调整脾胃功能，治疗胃痛、呕吐、腹胀、肠鸣、消化不良、泄泻、便秘、痢疾等脾胃疾病。其次作为强壮穴，足三里穴可以用于改善免疫机能。古人有"艾灸足三里，胜吃老母鸡"的俗语，也就是说艾

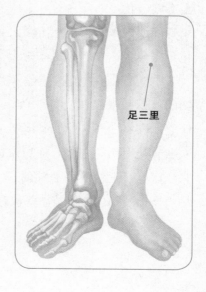

足三里

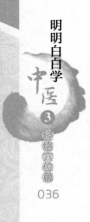

灸足三里穴可达到增加营养，化生气血，提高免疫机能的效果。这也是古人所说的"若要安，三里常不干"的意思。"三里常不干"指的是化脓灸，古人将艾绒直接放在足三里穴上点燃，使得穴位出现水泡，水泡破溃化脓故称化脓灸。也就是说经常艾灸足三里穴，才能使得足三里穴常年处在化脓不干的状态，这样人的身体就会很健康，不会生病。这也充分说明了足三里穴具有提高免疫力，增强体质的作用。另外，足三里穴是著名的长寿穴，经常艾灸此穴，可达到延年益寿的效果，比如药王孙思邈就采用了这一方法，寿命105岁。据史料记载日本幕府时代江户有一家族坚持每月初八连续灸足三里穴，结果一家均长寿，丈夫174岁，其妻173岁，其子153岁，其孙105岁。

足三里穴除了可以艾灸、针刺以外，还可以指压、揉按、捶打等方法刺激穴位，同样能发挥功效。

☞丰隆穴

丰隆穴位于小腿的前外侧，在外踝上8寸与胫骨前缘旁开2横指的交叉处。丰隆是通借字，实为轰隆，指的是雷雨轰隆有声。足阳明胃经水湿云气从上传至本穴，化雨而降，故而本穴主要的作用是降浊气水湿。因而丰隆穴是著名的化痰穴。

中医所讲的痰湿包含有体内代谢废物的堆积和脂浊。经常揉按丰隆穴对于肥胖、高脂血症、脂肪肝、咳嗽有痰、咽喉有痰有明显效果。通过揉按丰隆穴

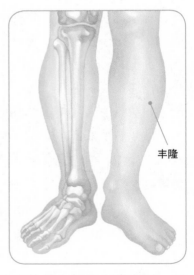

丰隆

将痰湿、代谢废物及脂浊像打雷下雨一般排出体外。揉按丰隆穴时，可用大拇指稍稍用力揉按，每次揉按5分钟一次。

足太阴脾经

消化系统和泌尿生殖系统疾病以及本经脉所经过部位的疾患。

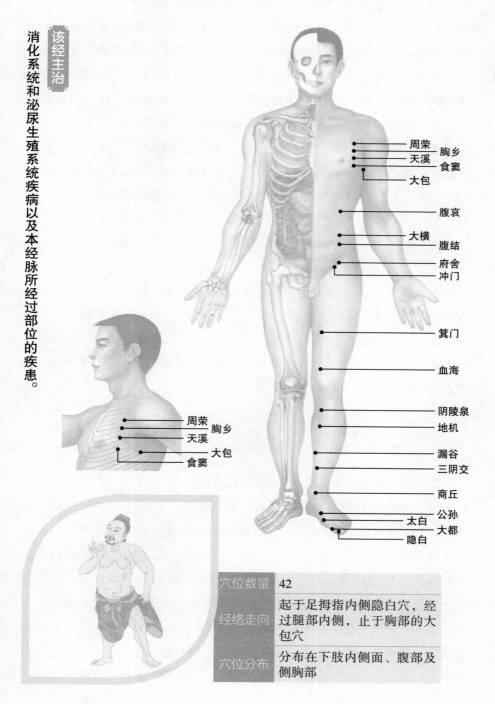

周荣　胸乡
天溪　食窦
大包

腹哀

大横　腹结
府舍
冲门

箕门

血海

阴陵泉
地机

漏谷
三阴交

商丘

公孙
太白
大都
隐白

周荣　胸乡
天溪　大包
食窦

穴位数量	42
经络走向	起于足拇指内侧隐白穴，经过腿部内侧，止于胸部的大包穴
穴位分布	分布在下肢内侧面、腹部及侧胸部

❀ 足太阴脾经名称含义

足经代表着这条经脉在四肢走的是足部，足太阴脾经是一条从足走胸腹的经脉。太阴经意味着它在循行路线上走的是下肢内侧面的前缘。《黄帝内经》将太阴称为"阴之开"，实际上与脾的运化水谷功能有密切联系。脾能够帮助胃肠将食物进行消化，将能量吸纳于体内，这是一种能量内藏的表现，这属阴。并且脾还能将营养物质输送到全身各个脏腑器官，供其化生能量，这仅仅是阳气内守的开始阶段，并没有到直接将能量贮备的属于少阴的"阴之阖"的能量内守的终极阶段，所以还是属于"阴之开"。在脏腑关系上，该经络属脾，与胃有联络关系。

❀ 足太阴脾经循行路线

足太阴脾经属于十二正经之一，与足阳明胃经相互联系，构成一对阴阳关系。足太阴脾经左右各一条。其从足大趾内侧端开始，沿足内侧赤白肉交界处循行，经过内踝，沿小腿内侧面上行，沿大腿内侧面上行，进入腹部，联络脾与胃，向上经过膈肌、胸腔，从食管两旁上行，连舌根，散于舌下。

❀ 足太阴脾经功效及运用

1. 脾与足太阴脾经是人体消化系统的总指挥、总调度

人体食物的消化是在食管、胃、小肠等消化道中进行的，而脾则为食物在消化道中的彻底消化以及营养物质的吸收提供能量与动力。古人曾经打了这么一个比方，来说明脾在消化系统的作用，把消化道比作磨盘，而脾比作是推动磨盘的力，本身磨盘是没有办法来磨碎谷物的，而只有推动磨盘转动的力才是磨碎谷物的根本。因此中医认为脾是消化系统的主宰。除了食物的消化，营养物质的吸收以外，脾与足太阴脾经还是营养物质的一条输送带，能够将营养物质输送到全身。所以可以通过调理足太阴脾经来改善食欲不振、腹胀、腹痛、恶心、呕吐、便秘等消化系统病症。

2. 足太阴脾经是化生能量的重要经络

中医认为脾有运化水谷的作用，也就是帮助食物消化成可以被人体吸收的营养物质，而这些营养物质是化生体内能量的重要原材料。脾不仅仅能够化生能量，还有输送能量的作用。它是人体一条非常重要的运输系统，可以帮助输送营养物质与能量，尤其是将营养物质和能量输送给全身肌肉。中医有脾主肌肉的说法，实际上也就是脾可以将能量运输给肌肉，使得肌肉丰厚有力。所以一旦身体的脾功能虚弱以后，能量化生及运输不足，这就会出现全身倦怠乏力，肌肉松软无力等情况。严重的还可以出现肌肉、内脏下垂等症状。我们可以通过刺激足太阴脾经相应穴位，改善这些情况。

3. 足太阴脾经是一条祛除体内湿浊的经络

体内的湿气主要是由于身体水液代谢系统出现问题，导致水液在体内发生停滞而引起的。而脾具有运化水湿的能力，它本身就是一个输送系统，不仅输送营养物质、能量，还可以运输水液。一旦脾的运化水湿的能力不足，就会导致湿气在体内停滞引起各种问题。而通过按摩足太阴脾经，刺激足太阴脾经上的相关穴位，可以有助于激发脾的运化水湿的能力，治疗各种湿气停滞引发的水肿、泄泻、湿疹、肥胖等问题。

4. 足太阴脾经是一条养血、调血、止血的经络

脾运化水谷，化生营养物质，是产生血液的物质基础。脾具有统摄血液的作用，古人形象地把脾的这种功能称之为"脾裹血"，指脾为血液提供一个能量场，包裹住血液，使血液在脉中正常运行，所以一旦这个能量场出现问题，血液就有可能从脉管中渗透出来，出现各种出血症。经常按揉足太阴脾经可以对血液代谢起到很好的梳理作用。由于女性是用血为主，因此足太阴脾经对于女性养生具有很重要的价值，不仅有助于女性气血充足，还可防治各种妇产科疾患，保护女性的生殖系统健康，使得女性更加美丽。

足太阴脾经与时辰的关系

足太阴脾经在上午巳时（9点至11点）的时候比较旺。在这个时间段，是护脾的好时机。我们可以选择这个时间段按揉足太阴脾经或是足太阴脾经的相关穴位。

足太阴脾经穴位概述

一侧的足太阴脾经上分布有21穴，左右两条共42个穴位。足太阴脾经起于隐白穴，止于大包穴。主治消化系统系统、妇科疾患病症及前阴、足部、下肢等本经脉所经过部位的病症。

足太阴脾经经穴表解

穴 位	部位与取穴法	主 治 病 症
隐白 脾经井穴	在拇趾末节内侧，距趾甲根角0.1寸（指寸）	腹胀，崩漏，月经过多，惊风，心胸痛，癫病，精神病，昏厥，多梦
大都 脾经荥穴	在足内侧缘，当拇趾本节（第1跖趾关节）前下方赤白肉际凹陷处	腹胀，腹痛，泄泻，便秘，高热无汗，惊风，足痛
太白 脾经输（原）穴	在足内侧缘，当拇趾本节（第1跖趾关节）后下方赤白肉际凹陷处	腹胀，腹痛，泄泻，便秘，痢疾，心痛，心动过缓，胸胁痛，身痛
公孙 脾经络穴 八脉交会穴	在足内侧缘，当第1跖骨基底的前下方	胃痛，腹胀，呕吐，消化不良，泄泻，便秘，痢疾，神经衰弱，精神病，疟疾，痔，脚气
商丘 脾经经穴	在内踝前下方凹陷中，当足舟骨结节与内踝尖连线的中点处	腹胀，肠鸣，泄泻，便秘，消化不良，胃炎，肠炎，足跟痛
三阴交 足三阴交会穴 气功意守和自我按摩穴位	在小腿内侧，当内踝尖上3寸，胫骨内侧缘后方	脾胃虚弱，肠鸣腹胀，泄泻；月经不调，崩漏，带下，闭经，子宫脱垂，难产，产后血晕，恶露不行；遗精，阳痿，阴茎痛；小便不利，遗尿，水肿；脚气，膝脚痹痛；失眠，高血压；荨麻疹，湿疹，神经性皮炎；偏瘫

（续表）

穴位	部位与取穴法	主治病症
漏谷	在小腿内侧，当内踝尖与阴陵泉的连线上，距内踝尖6寸，胫骨内侧缘后方	肠鸣，腹胀；膝脚冷痛，麻痹不仁；小便不利，脚气水肿
地机 脾经郄穴	在小腿内侧，当内踝尖与阴陵泉的连线上，阴陵泉下3寸	腹胀，腹痛，食欲不振，泄泻，痢疾，月经不调，痛经，癥瘕，遗精，腰痛，小便不利，水肿
阴陵泉 脾经合穴	在小腿内侧，当胫骨内上髁后下方凹陷处	腹胀，腹痛，暴泄，黄疸；水肿，小便不利，遗精，遗尿，月经不调
血海	屈膝，在大腿内侧，髌底内侧端上2寸，当股四头肌内侧头的隆起处	月经不调，痛经，闭经，崩漏；荨麻疹，皮肤瘙痒症，湿疹，丹毒，尿路感染，脚气，腹胀；大腿内侧痛
箕门	在大腿内侧，当血海与冲门连线上，血海上6寸，长收肌与缝匠肌交角的动脉搏动处	小便不利，遗尿，尿路感染，腹股沟淋巴结炎
冲门	在腹股沟外侧，距耻骨联合上缘中点3.5寸，当髂动脉搏动处的外侧	腹痛，疝气，痔痛，小便不利；睾丸及附睾丸炎，精索痛，子宫脱垂，子宫内膜炎，附件炎
府舍	在下腹部，冲门上0.7寸，当脐中下4.3寸，距前正中线4寸	腹痛，疝气；睾丸及附睾丸炎，子宫脱垂；阑尾炎，便秘
腹结	在下腹部，大横下1.3寸，距前正中线4寸	绕脐腹痛，疝气，腹满，腹泻
大横	在腹中部，旁开脐中4寸	绕脐腹痛，腹泻，腹胀，痢疾，便秘，肠麻痹，癔病；本穴常用于儿童肠道蛔虫的驱除
腹哀	在上腹部，当脐中上3寸，距前正中线4寸	绕脐腹痛，腹胀，腹泻，便秘，痢疾，消化不良
食窦	在胸外侧部，当第5肋间距前正中线6寸	胸胁胀痛，肠鸣腹胀，幽门梗阻，水肿
天溪	在胸外侧部，当第4肋间，距前正中线6寸	胸胁胀痛，咳嗽，乳腺炎，乳汁不足
胸乡	在胸外侧部，当第3肋间，距前正中线6寸	胸胁胀痛，咳喘
周荣	在胸外侧部，当第2肋间，距前正中线6寸	胸胁胀满，咳喘
大包 脾之大络	在胸外侧部，腋中线上，当第6肋间隙	胸胁痛，咳嗽，全身疼痛，四肢无力

足太阴脾经要穴解析

👉 隐白穴

隐白穴位于足部，足大趾内侧，距离内侧甲角0.1寸，红白肉相交的地方。从名称来看，"隐"是隐藏的意思，"白"是肺金的颜色。肺主气，隐白穴是脾经的井穴，也就是一个井口。隐白穴是足太阴脾经体内经脉的阳热之气由本穴外透出体表，而且以气的形式隐秘外透，故称为隐白。这也充分说明隐白穴处，脾的能量比较强大。隐白穴主要发挥的是脾气的统摄作用。脾气对液态物质具有统摄作用，尤其表现为对血液的统摄作用，防止血液离开脉管而出现出血现象。因此隐白穴被认为是治疗出血的一个非常常用的经验穴，尤其是对于子宫出血（中医称之为崩漏）尤其有效。此外对于一些尿血、流鼻血等也有很好的疗效。中医讲脾在液为涎，也就是我们通常所说的口水，脾气统摄能力下降以后，很容易出现对涎液的控制失常，比如睡觉时容易流口水，清早起来的时候，枕头都湿的，这就说明脾气的统摄能力下降，也可通过按摩刺激隐白穴达到改善的效果。

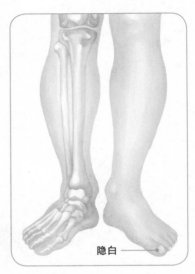

隐白

👉 公孙穴

公孙穴位于足部，足内侧边缘，红白肉交界的地方，在足部足大趾后的足弓部的前下方。公孙穴是足太阴脾经与足阳明胃经相通之处，所以是治疗胃病

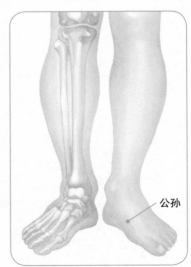

公孙

的一个重要穴位。由于该穴位位于足部，具有下行的作用，常常用来治疗胃气上逆引起的恶心、呕吐、呃逆等症状。现代研究发现刺激该穴位可以抑制胃酸分泌，缓解胃痉挛引起的胃痛，治疗胃动力不足引起的胃脘胀满等病症。因为这个穴位的位置在足弓骨处，按摩不是很方便，一般多用针刺或者是艾灸的方法。

☞三阴交穴

三阴交穴位于小腿内侧，内踝上方3寸的地方。这个穴位是足太阴脾经、足少阴肾经、足厥阴肝经这3条阴经交会的地方，因此被称为三阴交。肝、脾、肾与血液的代谢关系密切，中医理论有心主血脉、肝藏血、肾精肝血相互转化的精血同源等说法。而女性为阴，其用在血，三阴交穴与女性关系密切，不仅对妇科疾病有很好的疗效，而且对女性的养生保健也具有重要的意义。此穴可用来治疗月经不调、崩漏、带下、

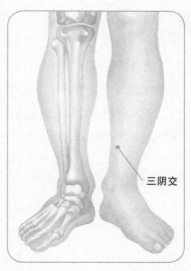

三阴交

阴挺、经闭、不孕、难产等妇科病症。女性经常揉按三阴交穴，能够对女性生殖系统如子宫、卵巢具有保养、延缓衰老的作用。此外，由于三阴交穴能够调节全身血液的生成和运行，经常刺激该穴位可以使得人体气血充足，血液运行正常，具有祛斑、去皱等美容效果，使得女性面色红润有光泽，具有美容效果。

刺激三阴交穴还能够激活脾主运化水湿的功能，有助于排除体内湿气，治疗一些湿邪引起的皮肤过敏、湿疹等皮肤疾患。

☞阴陵泉穴

阴陵泉穴位于小腿内侧面，膝盖下方的胫骨内侧踝后的凹陷处。也就是将大腿弯曲90°膝盖内侧可以摸到的凹陷的地方。阴陵泉是足太阴脾经的合穴，合穴在五行属水，因而与人体的"水"脏——肾有密切的关系，

可以用来治疗遗尿、尿路感染、尿失禁、尿频等泌尿系统的病症。

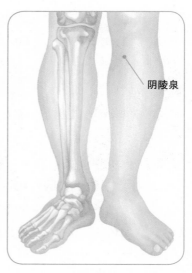

阴陵泉

从名称来看，"泉"指的是水泉，"陵"指的是山包、土丘。脾经物质（泥水混合物）经过阴陵泉时，泥水混合物在本穴沉积，水液溢出，脾土物质沉积为土丘之状。因此本穴具有排渗脾湿的功效。此穴可以用来治疗脾湿引起的全身性水肿、腿肿、膝盖水肿、腹水、泄泻等病症，也可以用来治疗水毒型肥胖，达到减肥的目的，恢复窈窕身姿。日常保健我们可以大拇指指腹揉按阴陵泉穴，一般顺时针方向按揉2分钟，再逆时针揉按2分钟，最后点按1分钟，以酸胀为度。

☞血海穴

血海穴位于膝盖的上方，大腿内侧面。确定该穴位置有个简易方法：用自己的左手按住自己的右膝盖，大拇指偏向大腿内侧，其余四指向上，拇指端所对的地方就是血海穴。左侧的血海穴则用自己的右手去找。血海，顾名思义，血聚集之处，脾主运化水谷，所化生的营养物质是人体气血生化的物质基础，而血海穴是足太阴脾经所生之血的聚集之处。该穴是治疗气血功能失常的一个重要穴位，有活血化瘀、补养血液、调经统血之功效。

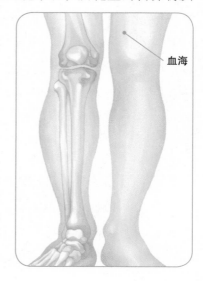

血海

对于血液功能失常引起的女性月经不调、闭经、痛经、功能性子宫出血（中医称为崩漏）以及妇人产后恶露不尽等妇科疾患都可以刺激血海穴。另外，现代人由于电脑、手机等电子产品的过度使用，容易出现眼睛干涩酸胀、视物不清，甚至是刺痛，这就是中医所说的久视耗血，引起的肝血不足，也可选用血海穴来进行调治。贫血也可通过本穴达到治疗效果。

当然，作为足太阴脾经的穴位，血海穴具有运化脾湿的功效，所以对于一些体内由湿气引发的湿疹、荨麻疹、皮肤瘙痒症、神经性皮炎等有治疗作用。血海穴还有百虫窝的别称，所以可以用来治疗瘙痒病症。老年人血液中液态成分减少，血液浓稠度增高，皮肤失去滋润引起的瘙痒可以通过血海穴来调治。秋季皮肤干燥瘙痒也可以通过血海穴来调理。因此，血海穴是治疗瘙痒症的一个特效穴。

☞大包穴

大包穴位于人体胸侧部，腋中线上，腋窝下6寸。本穴为脾之大络，它所发出的络脉像网络一样统络周身阴阳诸经，因此被称为大包，就是有大包大揽的意思。我们已经知道脾主运化，它所化生出来的营养物质，是化生全身能量（也就是气）的重要物质基础，而大包穴，作为脾之大络，网罗周身，为全身肌肉骨骼提供能量。所以本穴可以用于治疗脾气虚引起的全身肌肉骨节松弛无力。现代人的慢性疲劳综合征，这种

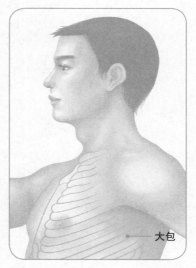

大包

临床上出现的一种无法通过卧床休息而缓解的、长时间的全身疲乏无力现象，其实从中医来看，与脾气虚有密切关联，可以通过刺激大包穴来改善。具体操作方法，用双手拍打两侧的大包穴。这不仅仅对慢性疲劳综合征有益，而且还能有效改善春困秋乏的状况，使你迅速恢复活力，赶走疲劳。

手少阴心经

该经主治

心血管疾病、精神疾病和本经脉所经过部位的疾患。

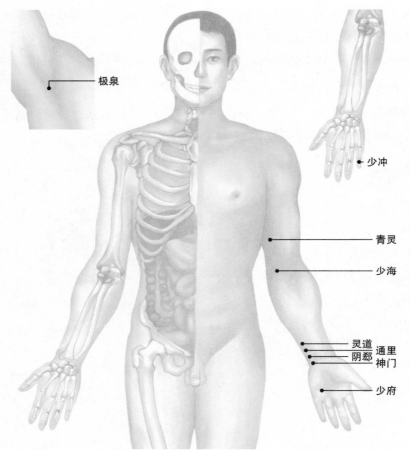

极泉

少冲

青灵

少海

灵道
通里
阴郄
神门

少府

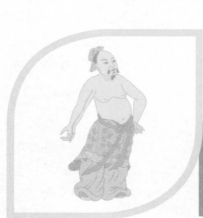

穴位数量	18
经络走向	起于腋窝的极泉穴，沿手臂内侧止于小指的少冲穴
穴位分布	分布在腋窝部、上肢掌侧面的尺侧

手少阴心经名称含义

手少阴心经首先是手经，代表着这条经脉在四肢走的是手部，它是一条从心走手的经脉。少阴代表着这条经循行于上肢内侧面的后缘。（三阴三阳的开合枢理论主要是见于足经，手经并不明显。）

这条经脉内属的脏腑是心。中医的五运六气理论认为"热者，少阴君火之所化也，在天为热，在地为火，在人为心"。这就是说少阴、君火、心、热都是一类的东西，在五行均属"火"。中医认为，心为君主之官，代表光明温暖之象，为君火。由此可知，手少阴心经属心。

手少阴心经循行路线

手少阴心经左右各一条，均起于心中，向下，穿过膈肌，进入腹腔，与小肠相连。一支从心出后，连于肺，从腋下穿出，沿着上臂内侧面的后线下行至手肘，继续沿内侧面后缘下行至手掌，进入小指，沿小指掌面止于小指末端的少冲穴。另有分支，从心出后，上挟咽喉，系目系。

由此可见，手少阴心经是从心走手，与内在心、肺、小肠相连，与咽喉、目系有关。

手少阴心经功效及运用

1. 手少阴心经可以治疗心脏及血液循环障碍的病症

心主血脉，心脏为血液循环系统动力器官。心脏与脉管直接相连，形成一个密闭循环的系统，在这个系统内血液不断运动着。通过心脏有节律的跳动，血液被输送到全身脏腑组织器官。

中医认为人体内的能量分为两大类，分别叫作君火和相火。这样一个理论来自对自然界的能量的认识，古人把春分至立夏的火（能量）称为君火，认为这部分能量是由去年降入土下沉入水中的火，也就是地球贮备的能量重新释放而来的，是经过地球"加工"过的能量，而小满至小暑的火（能量）称为相火，这部分能量主要由太阳辐射的热组成，经降沉，为来年的生发作准备，也就需要等待地球"加工"的能量。中医学讲的"君火虽降于手，而实升于足"其实讲的就是人身中相火与君火转化的问题，这里面依赖的主要是少阴经，手少阴君火归于手少阴心经，实际上是有足少阴肾经中的"相火"转化而来的。

由此可见，心掌管的就是这样一类经过人体加工过的"成品"能量——君火。君火实际上就是相火通过"肾水"加工而成，火经过与其特性相反的"水"的加工，有什么不一样了呢？水本身有向下、凉润的作用，中和了火性升腾灼烈的特性，保留了火的光明、温暖之性。心依靠这种温和的能量推动着血液在脉管中运行，所以，尽管我们的心脏每一分、每一秒都在不停歇地搏动，但我们一点都不用担心它像"电脑"主机这些机器一样，工作一段时间就会热得发烫，这就是"君火"。

手少阴心经内属于心，可以用来治疗心脏疾患或是血液循环系统病症。实际上现代医学在治疗心绞痛中服药方式也充分证明了这一点，冠心病患者如果有胸闷、心痛的症状时，常常需要舌下含服硝酸甘油。硝酸甘油能直接补充能量，应对心脏功能不足、血液循环动力不够引起的供血不足情况。患者在含服硝酸甘油时，舌下会有明显烧灼感，也证明了这一点，这是一种在心脏供能不足的紧急情况下补充"相火"的权宜之计。而为什么要舌下含服呢？从中医来看，是利用了手少阴心经之别系舌本，硝酸甘油直接通过手少阴心经作用于心脏。

如果临床冠心病患者出现胸闷、胸痛的情况，我们也可以采用刮手少阴心经的方法进行调治。可在手臂内侧面涂一些润滑油，用刮痧板，顺着手少阴心经的方向，向着手腕方向刮，可刮50次，刮到手臂微微发红或是出现皮下出血。用此方法，患者胸闷胸痛的症状可以马上得到缓解。但情况严重时，还是需要实时就医。日常保健时，经常按揉手少阴心经也有助于预防冠心病。

2. 心主神明，掌管人体精神情绪，手少阴心经可以调治一些心理精神疾患。

君火属心，有光明之象，所以心有主神明的意思。因为人体的最高生命形式——精神心理意识，尤其需要清明。现代医学所说的脑为人体神经中枢，脑主管人体的精神意识，这些功能其实是包含于中医的心系统。所以我们说中医的心可划分为二：一是指主管血液循环的"血肉之心"，二是指主管精神意识思维活动的"神明之心"。这两者合二为一，共同构成中医所谓的心。

人们都有头脑清楚和不清楚的情况，我们常常说头都是"糊"的，这就是"不光明"的表现，说明君火的光明特性出现了问题。我们要保持思路清晰、头脑清明就需要依赖君火的光明。由此可见，血肉之心与神明之心都是君火能力的体现，都是由心所掌管的。

中医临床上可以通过手少阴心经调理一些精神意识疾患。比较有趣的是当用"点舌疗法"治疗意识障碍、深度昏迷的患者时，用紫雪丹、安宫牛黄丸等醒神药，水化后，涂于患者舌面，患者意识很快就能恢复。这是由于手少阴心经之别系舌本，通过手少阴心经激发心主神明的功能，使意识恢复正常。另外，在心经井穴少冲穴采用三棱针放血的方法，也可以迅速使得昏迷患者恢复意识。

在临床上，当患者出现失眠、健旺、心烦、精神分裂症、痴呆等精神病症时，也可以在手少阴心经上取穴进行治疗。

手少阴心经与时辰的关系

早在《黄帝内经》中就明确指出"午时，心经当令"。也就是在每天的中午11点至13点，这个时间段手少阴心经功能最旺盛。中国人的传统养生习惯强调此时睡个午觉，中医养生方法中就有一个知名度极高的"子午觉"，也就是"子时大睡，午时小憩"，稍稍休息，帮助身体静养心神，防止心火亢盛。因为此时是自然界一天阳光最强烈的时候，午睡可防止此时君火受到相火干扰，出现心火旺盛。一般午觉并不需要太长时间，15～45分钟足矣，睡的时间过长反而会干扰到正常睡眠。

如果你没有午睡的习惯，实在睡不着的话，也可以利用午时，静坐15～20分钟。闭目养神，使自己头脑放空，心无杂念，这样就可收到养心安神的效果。

上篇

经穴解密

手少阴心经穴位概述

一侧的手少阴心经上分布有9个穴位，左右两条共18个穴位。手少阴心经的穴位主要分布于上臂内侧面与手掌，首穴极泉，末穴少冲。该经主治心、血管疾病、精神疾病、呼吸和消化系统病症，热性病以及本经脉所经过部位的病症。

手少阴心经经穴表解

穴　位	部位与取穴法	主治病症
极泉	在腋窝顶点，腋动脉搏动处	胁肋痛，心绞痛，肘臂痛
青灵	在上臂内侧，当极泉与少海的连线上，肘横纹上3寸，肱二头肌内侧沟中。	胸胁痛，肘臂痛
少海 心经合穴	屈肘，在肘横纹内侧端与肱骨内上髁连线的中点处	头痛，眩晕，健忘，手颤，心绞痛，癔病，癫痫，精神病，臂肘痛，肋间神经痛
灵道 心经经穴	在前臂掌侧，当尺侧腕屈肌腱的桡侧缘，腕横纹上1.5寸	心绞痛，癔病，腕臂痛，尺神经痛
通里 心经络穴	在前臂掌侧，当尺侧腕屈肌腱的桡侧缘，腕横纹上1寸	心绞痛，神经衰弱，癫痫，腕臂痛
阴郄 心经郄穴	在前臂掌侧，当尺侧腕屈肌腱的桡侧缘，腕横纹上0.5寸	心悸怔忡，心绞痛，神经衰弱，瘅病，结核病，盗汗，吐血，鼻衄
神门 心经输（原）穴 气功自我按摩穴位	在腕部，腕掌侧横纹尺侧端尺侧腕屈肌腱的桡侧凹陷处	心悸怔忡，心绞痛，神经衰弱，癔病，失眠，多梦，腕关节痛
少府 心经荥穴	在手掌面，第4、5掌骨之间，握拳时，当小指尖指示处	心悸，胸痛，阴痒，小便不利，遗尿，手指拘挛，手掌多汗，掌中热
少冲 心经井穴	在手小指末节桡侧，距指甲根角0.1寸（指寸）处	热病，中暑，中风，心胸痛，心悸，惊风抽搐，癔病

手少阴心经要穴解析

极泉穴

极泉穴位于腋窝顶点，其外侧可摸到腋动脉搏动。"极"指的是房

屋中的顶梁，形容位置最
高。极泉穴是手少阴心经
的起始穴，位置最高。
"泉"是指泉水，代表手
少阴心经气血从本穴开始
运行。

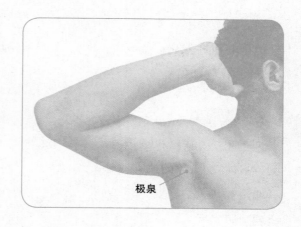

极泉

极泉穴作为手少阴心
经首穴，可以用来改善患
者心慌、心跳加快、胸闷
等症状，治疗冠心病、心绞痛、心肌炎、心包炎、肺心病等病症。

按摩极泉穴时，一般可采用弹拨、揉按的方法。具体做法一般是用
食指探入腋窝内，用力弹拨位于腋窝顶点的极泉穴。弹拨时患者会有电
麻感，而且这种电麻感还会沿着手臂上的手少阴心经放射。在按摩极泉
穴的时候，患者最好能配合深呼吸，使得气血运行更有节律。弹拨极泉
穴可以使手少阴心经气血流通顺畅，有利于心主血脉功能，因而能很好
地改善血液循环状况及心肺机能。如果一个人长期处于气血流通不好的
状态，其极泉穴处有可能堵塞气血而形成一个包块，这就更需要长期按
揉极泉穴，疏通气血。

另外，腋窝处有腋神经、腋动脉和腋静脉，所以弹拨极泉穴，也
可以治疗肩臂疼痛、臂丛神经损伤、臂肘冷寒、肩关节炎、肋间神经痛
等。腋窝多汗腺，窝内还有淋巴结群，因此对于一些狐臭病、淋巴堵塞
疾病，极泉穴也有很好的辅助治疗作用。

如果必须要在极泉穴处采用针刺疗法，由于此处有腋动脉，进针
时，一定要将腋动脉拨开，避开腋动脉进针。

☞ 少海穴

少海穴位于肘关节附近。取穴时，要屈肘，在肘横纹凹陷中取穴。
"少"指的是手少阴经，"海"是汇聚成海的意思。少海穴是心经的合
穴，心经气血在此汇合。合穴在五行属水，因此，少海穴有明显补益心
阴，防治心火亢盛的作用。少海穴对于心火亢盛的手足心发热、牙龈肿

痛、心烦、失眠，甚至是狂躁型的精神分裂症都有很好的治疗价值。

☞通里穴

通里穴位于上臂内侧，腕横纹上1寸的地方。"通"指通路，"里"指内部，所以通里穴是进入体内手少阴心经的通路。手少阴心经内连部分主要是心、小肠、肺，因而，可认为通里穴可以内连与手少阴心经相关的心脏、肺脏与肾。通里穴可以用于治疗心主血脉功能失常引起的心律失常、心动过

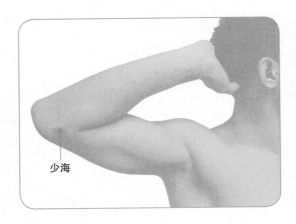

少海

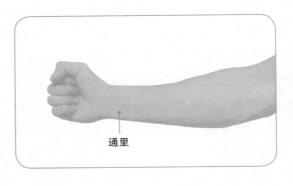

通里

缓、心绞痛等症；也可以治疗心主神明功能失常出现的神经衰落、癫狂等精神分裂症；还可以治疗扁桃腺炎、咳嗽、哮喘等呼吸系统病症和肾系统失常的遗尿，月经过多等病症。

☞神门穴

神门穴位于手腕部，腕掌侧横纹靠近小指端。神门，顾名思义，就是神出入的门户。心主神明，人的精神意识思维与心密切相关，外在信息通过感官系统传递给心，由心做出判断，做出恰当的情绪反应。神门穴是手少阴心经原穴，原穴是脏腑的原气经过和留止的部位，原气是人体生命的原动力。中医有"五脏有疾也，应出十二原"的说法。也就是说，五脏的病变会在本经的原穴上反映出来。又有"五脏有疾也，当取之十二原"的说法，说的是五脏的病变应取其原穴进行治疗。神门穴可以用来治疗心主血脉功能失调的心慌、心跳加快、心律不齐、心绞痛、高血

压、冠心病等病症，也可
以用于治疗心主神明功能
失调引起的健忘、失眠、
痴呆、癫狂痫、神经衰
弱、精神分裂症等病症。
经常揉按神门穴，还有助
于老年人预防老年性痴呆。

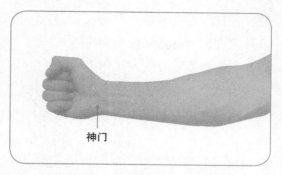

神门

另外，神门穴对于晕车出现的恶心、呕吐等胃肠症状有很好的缓解
作用。这是因为足太阴脾经在胸部与手少阴心经相接，刺激手少阴心经
原穴——神门穴，有助于使心脏的血液供应给脾胃，促进消化，缓解消
化系统症状。但一般要求稍稍大力按压。

☞少府穴

少府穴位于手掌面，在第4、5掌骨
之间，轻握拳头，小指指端所对的地
方。"少"指的是手少阴心经，"府"
指的是府宅，也就是说手少阴心经的气
血在这个穴位处聚集。少府穴是手少阴
心经的荥穴，中医有"荥主身热"的说
法，荥穴一般具有清热作用，所以少府
穴具有泻心经热、清心火的功效。少府
穴可以用来治疗心火旺盛引起的火热症
状，比如心烦、焦虑、手足心发热、口
舌生疮（心开窍于舌，舌属于中医的心

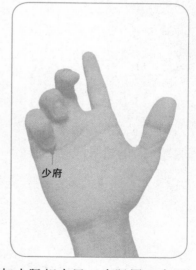

少府

系统）、额头长痘痘、小便红赤热痛（心与小肠相表里，小肠属于中医
的心系统）。日常保健可以采用按摩的方法刺激本穴，用拇指指腹按
揉，每次5分钟左右，微感发热或酸痛为宜。

☞少冲穴

少冲穴位于小指端，靠近大拇指一侧，距小指指甲角约0.1寸的地方。"少"指的是手少阴心经，"冲"指的是冲出。少冲穴是手少阴心经体表经脉与体内经脉交接的地方。在这里，手少阴心经气血从体内冲出，故名少冲穴。少冲穴是手少阴心经的井穴，也就是说它是手少阴心经开在体表的井口。少冲穴可以用来治疗心慌、心跳加快、心律失常等病症，也可以用于治疗心烦、焦虑、抑郁、昏迷等精神系统疾病。一般保健，只需要轻轻按揉此穴就可以了。用此穴来辅助治疗昏迷等病症时，手法就要重一些，一般要大力按切，甚至用三棱针点刺放血。

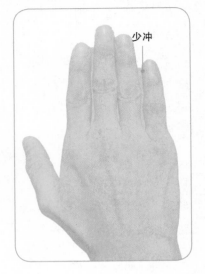

少冲

手太阳小肠经

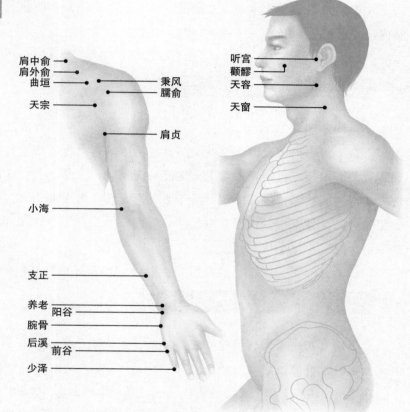

肩中俞
肩外俞
曲垣
天宗

秉风
臑俞

肩贞

小海

支正

养老
阳谷
腕骨
后溪
前谷
少泽

听宫
颧髎
天容

天窗

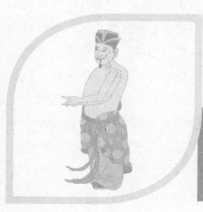

穴位数量	38
经络走向	起于手小指少泽穴，从手臂内侧到颈部，止于耳朵的听宫穴
穴位分布	分布于上肢、肩颈及头部

手太阳小肠经名称含义

手太阳小肠经首先是手经，代表着这条经脉在四肢走的是手部，它是一条从手走头面的经脉。太阳代表着这条经循行于上肢外侧面的后缘。（三阴三阳的开合枢理论主要是见于足经，手经并不明显）这条经脉内属的脏腑是小肠，与手少阴心经相表里。

手太阳小肠经循行路线

手太阳小肠经左右各一条。手太阳小肠经起始于手小指外侧的末端，沿着手掌小指边缘上行至腕关节部，沿着前臂外侧后缘直行向上，到达肘关节内侧，再向上沿着上臂内侧后缘到达肩关节，绕行于肩胛，再向前行进入缺盆，进入体腔，络于心，沿食管（咽）向下穿过膈肌至腹腔属小肠。另有一分支是从缺盆穴处分出，沿颈侧向上达面颊，行至外眼角，折返进入耳中。

手太阳小肠经功效及运用

小肠是食物进行彻底消化的主要场所，手太阳小肠经具有调节人体消化吸收机能的功效。

在《黄帝内经》中有"小肠者，受盛之官，化物出焉。"的论述。受盛是指小肠能够接受胃输送过来经过初步消化的食物。胃对食物的消化主要起到的是机械性消化，将食物磨得很细，并没有将食物消化成为营养物质。而这种将食物转化成为营养物质的消化是需要进行物质形式的变化，它属于一种化学性消化，比如把淀粉物质转化成为葡萄糖，中医把小肠的这种功能称为"化物"。手太阳小肠经与手少阴心经相表里，小肠与心是一个系统的东西，在五行均属"火"。这就好比我们平时将食物放在火上加热煮熟，食物就变得很好消化的道理是一样。"火"有助于营养物质的析出，人体内的"火"——小肠也有类似的功效。

如果小肠这种"火"的功能不足了，食物就没办法"煮熟"，也就很难消化，导致人体消化代谢缓慢，就容易出现腹胀、腹痛、泄泻等症状，或是糖尿病、高脂血症、痛风等代谢障碍的疾患。这些问题我们都可以在手太阳小肠经上取穴进行治疗。比如手太阳小肠经上的腕骨穴就能辅助治疗糖尿病。

手太阳小肠经与时辰的关系

手太阳小肠经当令之时是未时，也就是下午1点至3点，由于小肠是分管食物消化吸收的，而在其当令之时，也是手太阳小肠经气血最旺盛，功能最强大的时候。一般来说，吃进去的食物，1~2小时就可能进入小肠。这就告诉我们午饭这顿一定得吃好，因为接下来就可以充分利用小肠机能进行消化吸收。佛家及中国传统都讲究过午不食。午时指的是中午11点到下午1点。超过下午1点就不再进食，这显然符合养生之道。过1点再吃东西，不一定能得到很好的消化与吸收。

手太阳小肠经穴位概述

手太阳小肠经，首穴是少泽穴，终穴是听宫穴，共19穴，左右各一，合计38穴。该经主治腹痛、腹胀、腹泻、便秘，肩臂外侧后缘疼痛，咽痛，耳聋，颌颊部肿痛，三叉神经痛等病症。

手太阳小肠经经穴表解

穴　位	部位与取穴法	主治病症
少泽 小肠经井穴	在小指末节尺侧，距指甲根角0.1寸	热病，中风昏迷，头痛，耳聋、耳鸣，翳状胬肉，乳腺炎，乳汁不足，肩臂外侧痛
前谷 小肠经荥穴	在手掌尺侧，微握拳，当小指本节（第5掌指关节）前的掌指横纹头赤白肉际	热病，目痛，目翳，耳鸣，鼻塞，咽喉肿痛，乳汁不足，肘臂痛，手指麻木
后溪 小肠经输穴 八脉交会穴	在手掌尺侧，微握拳，当小指本节（第5掌指关节）后的掌指横纹头赤白肉际	头项强痛，眼病，目翳，耳聋耳鸣，疟疾，热病，黄疸，癫痫；癔病，精神病，肘臂痛，腰背痛，颈肩痛，肋间神经痛

穴　位	部位与取穴法	主　治　病　症
腕骨 小肠经原穴	在手掌尺侧，当第5掌骨基底与钩骨之间凹陷处赤白肉际	头项强痛，热病，耳聋耳鸣，目翳，精神病，瘛病，小指、无名指麻木，腕臂痛
阳谷 小肠经经穴	在腕部尺侧，当尺骨茎突与三角骨之间凹陷处	颈项疼痛，目赤肿痛，颈痛颌肿，耳聋耳鸣，热病，精神病，手腕痛，臂外侧痛
养老 小肠经郄穴	在前臂背面尺侧，当尺骨头近端桡侧凹陷中	落枕，后头痛，上肢关节痛，肩背痛，上肢瘫痪
支正 小肠经络穴	在前臂背面尺侧，当阳谷与小海连线上，腕背横纹上5寸	项强，腮腺炎，肩背痛，精神病
小海 小肠经合穴	在肘内侧，当尺骨鹰嘴与肱骨内上髁之间凹陷处	头痛头晕，耳聋，耳鸣，癫痫，精神病，偏瘫，手臂震颤，颈项肩臂痛
肩贞	在肩关节后下方，臂内收时，腋后纹头上方1寸	肩周炎，肩胛部痛，肩臂风湿痛
臑俞	在肩部，当腋后纹头下，肩胛冈下缘凹陷中	肩周炎，肩臂风湿痛
天宗	肩胛部，在冈下窝中央凹陷处，与第4胸椎相平	肩周炎，肩臂风湿痛
秉风	肩胛部，冈上窝中央，天宗直上，举臂有凹陷处	肩周炎，肩臂风湿痛，中风后遗症
曲垣	在肩胛部，冈上窝内侧端，当臑俞与第2胸椎棘突连线的中点处	肩周炎，肩臂麻木、拘挛，疼痛
肩外俞	在背部，当第1胸椎棘突下，旁开3寸	颈项强痛，肩胛痛，肩臂痛
肩中俞	在背部，当第7颈椎棘突下，旁开2寸	落枕，肩背痛，颈项强痛
天窗	在颈外侧部，胸锁乳突肌的后缘，扶突后，与喉结相平	耳聋，耳鸣，咽喉肿痛，颈项强痛
天容	在颈外侧部，当下颌角的后方，胸锁乳突肌的前缘凹陷中	耳聋，耳鸣，牙痛，咽喉肿痛，腮腺炎，发音困难
颧髎	在面部，当目外眦直下，颧骨下缘凹陷处	面神经炎，三叉神经痛，牙痛
听宫	在面部，耳屏前，下颌骨髁状突的后方，张口时呈凹陷处，微张口取之	耳聋，耳鸣，中耳炎，外耳道炎，头痛，牙痛，眩晕，下颌关节炎

🏵 手太阳小肠经要穴解析

👉少泽穴

少泽穴在手掌面，在手小指末节远离大拇指一侧，距指甲角0.1寸。"少"是指阴浊。"泽"，沼泽也，指的是手太阳小肠经的气血像热带沼泽气化之气一般。此穴是手太阳小肠经的井穴，是手太阳小肠经在体表的井口，手太阳小肠经体内经脉外输体表的水湿之气。井穴属金，五行之金对应的颜色为白色，小肠有消化食物，化生营养物质的作用。乳汁是由营养物质所化生，乳汁色白，因而少泽穴常常用来治疗乳汁分泌

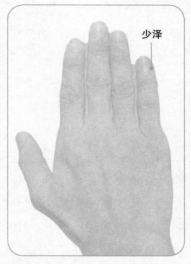

少泽

不足的情况。井穴多治热病，少泽穴还可以用来治疗咽喉肿痛、面部三叉神经痛、头痛、热病等。此穴一般可采用针刺或三棱针放血疗法。

👉后溪穴

后溪穴在手掌面，远离大拇指一侧，微握拳时，当第5掌指关节后的远侧掌横纹头赤白肉交界的地方。从穴位名称来看，"后"指的是人体背部、后面。人体背部中线

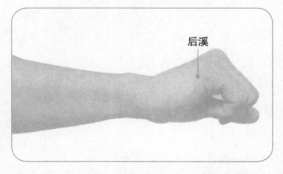

后溪

是督脉，后溪穴是与督脉相通的。"溪"形容气血流行的道路，像溪流一样。后溪穴是手太阳小肠经与督脉交会穴。从这里，手太阳小肠经气血进入督脉。因此后溪穴可以用来治疗督脉气血不足引起的颈脖子疼痛、僵硬，腰痛、不可弯曲扭转。平时经常按揉后溪穴可以有效预防与

改善颈椎病、腰椎病。督脉是阳脉之海，因此，刺激后溪穴这个与督脉相通的穴位，也可有效振奋全身的阳气。

☞腕骨穴

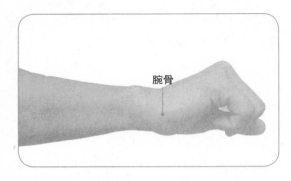

腕骨穴在手掌面，远离大拇指一侧。沿着后溪穴紧贴侧面向手腕方向推，遇到一块突出的骨头，在这块骨头前面凹陷处，赤白肉交界的地方就是腕骨穴。因为靠近手腕处，故名腕骨。它是手太阳小肠经原穴，是手太阳小肠经气血的主要来源，主要作用是生发小肠气血，促进与激发小肠的机能。小肠有化物，泌别清浊的功能，也就是能将食物分解成营养物质和糟粕，并将营养物质和糟粕分开。而糖尿病实际上就是小肠这种化物及泌别清浊紊乱的病症，因而腕骨穴可用于辅助治疗糖尿病。另外，手太阳小肠经循行过程中经过肩颈，对于肩颈不适、落枕，腕骨穴也有很好的疗效。

☞小海穴

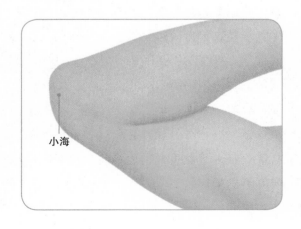

小海穴位于人体手肘内侧。手肘微微弯曲时，在尺骨鹰嘴与肱骨内上髁之间可摸到一个凹陷，此处稍稍用力按，会有明显的麻木感，这就是小海穴所在的地方。此穴是手太阳小肠经上气血比较旺盛的一个穴位，是手太阳小肠经的合穴。经常揉按此穴可促进食物消化吸收，对改善胃肠机能很有帮助。另外，由于此穴靠近肘关节，对于肘关节、上臂肌肉痉挛疼痛、上肢无力也有很好的改善效应。

☞颧髎穴

颧髎穴位于面部，眼外角直下方，颧骨下缘凹陷处。"颧"是指颧骨，因为该穴靠近颧骨。"髎"是指孔隙。手太阳小肠经的气血通过这个空隙进入到体内。针刺颧髎穴有明显镇痛作用，可以用来治疗面部的三叉神经

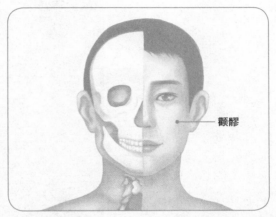

颧髎

痛、神经麻痹、面肌抽搐、口眼歪斜、上牙痛。另外，经常按揉或是用梅花针敲打颧髎穴，也有很好的美容功效。小肠主营养物质消化吸收和泌别清浊。经常按揉此穴不但有助于改善面部气血，还可将面部代谢废物及时排出，有利于去除斑块，对于眼袋、黑眼圈、黄褐斑都有很好的治疗效果。

☞听宫穴

听宫穴位于面部侧面，在耳郭前方，耳珠平行缺口凹陷中，这个凹陷是张口时则有，闭口时则无，所以应张口取穴。"听"指的是听力。"宫"则是宫殿。顾名思义，该穴与人体的听力关系密切。此穴可以用来治疗与改善耳鸣、神经性耳聋、中耳炎、外耳道炎等病症。对于一些耳源性眩晕比如美尼尔氏综合征、迷路炎、前庭神经元炎等也有很好的治疗效果。

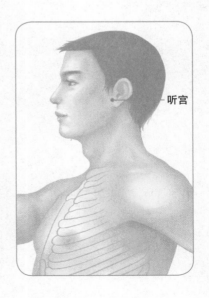

听宫

足太阳膀胱经

该经主治

呼吸系统、心血管系统、消化系统、生殖系统及泌尿系统疾病和本经所经过部位的疾患。

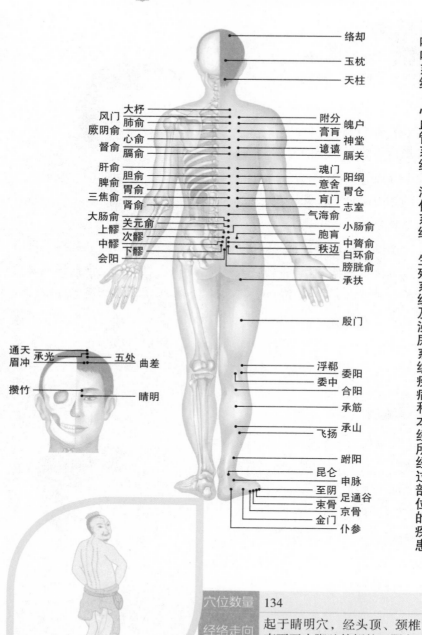

络却
玉枕
天柱

大杼
风门
肺俞
厥阴俞
心俞
督俞
膈俞
肝俞
胆俞
脾俞
胃俞
三焦俞
肾俞
大肠俞
关元俞
上髎
次髎
中髎
会阳
下髎

附分　魄户
膏肓　神堂
谚嘻　膈关
魂门　阳纲
意舍　胃仓
肓门　志室
气海俞
胞肓　小肠俞
秩边　中膂俞
　　　白环俞
　　　膀胱俞
　　　承扶

殷门

浮郄　委阳
委中　合阳
承筋
承山
飞扬

跗阳
昆仑　申脉
至阴　足通谷
束骨　京骨
金门　仆参

通天
眉冲　承光　五处　曲差

攒竹　　　睛明

穴位数量	134
经络走向	起于睛明穴，经头顶、颈椎直下至小脚趾外侧的至阴穴
穴位分布	分布于头面、颈背、腰部、下肢

足太阳膀胱经名称含义

先论太阳，《黄帝内经》将太阳称为"阳之开"，简单来说就是把身体内的阳气外显、使用、释放。将阳气外显至人体体表，发挥温养体表，维持皮肤温度，抵抗体外的致病因素。同时，通过释放阳气将身体代谢后的垃圾通过体表排出，这就是所看见的出汗。所以，中医的足太阳膀胱经主一身之表所讲的就是这些，从这条经的名字就能看出来。

再论膀胱，在《黄帝内经》中有"膀胱者，州都之官，津液藏焉，气化则能出矣"的说法。这"州"指的是水中可居住土地，"都"指的是城，所以"州都"也就是指河流口岸之处。人体代谢后的水能最终进入膀胱，形成尿液贮存起来，在一定时间膀胱就能将尿液排泄出去，发挥着人体内河流口岸的功效。而属膀胱的足太阳膀胱经也被称为寒水之经。

那主表的太阳和膀胱这两者有没有关联度呢？答案显然是肯定的。一方面主表的太阳经的阳气主要来自肾阳。肾阳是全身阳气的根本，也是我们人体内贮备的阳气。而膀胱其实属于肾系统，中医有肾与膀胱相表里的理论，太阳经就是通过膀胱将人体贮备的阳气拿来发挥作用。另外足太阳膀胱经为寒水之经，所藏津液的代谢也需要阳气蒸发作用，比如膀胱的排尿功能，其实也是人体通过释放阳气将尿液排出，所以正常情况下人的小便都是温热的。

至于足，显然就是指这条经在人体的四肢来说，循行于下肢，而不是在上肢运行。

足太阳膀胱经循行路线

足太阳膀胱经左右各一条，分别起于内眼角的睛明穴，上行至额部，左右交会于头顶部（百会穴）。直行本脉从头顶部分别向后行至枕骨处，进入颅腔，络脑，回出分别下行到项部（天柱穴），下行交会于大椎穴，再分左右两条沿肩胛内侧，脊柱两旁1.5寸下行到达腰部的肾腧穴，进入脊柱两旁的肌肉，深入体腔，络肾，属膀胱。一分支从腰部分出，沿脊柱两旁下行，穿过臀部，从大腿后侧外缘下行至腘窝处的委中穴，下行穿过小腿，出走于足外踝后，沿足背外侧缘循行到足小趾外侧的至阴穴。

由此可见，足太阳膀胱经是通过人体的头、背、腰、臀、腿、足各部分，贯通全身的一条非常长的经脉。

足太阳膀胱经功效及运用

1. 太阳经主一身之表，是人体的防火墙

足太阳膀胱经主要作用是升发、外显人体内在阳气的。阳气就是能量，能抵抗邪气。邪气侵入人体，太阳经就成为第一道屏障，一旦人体阳气不足，抵抗力下降，邪气就先影响太阳经，所以会出现怕冷、发热、头痛、脖子强硬、背部酸痛这些症状。中医认为此时邪气尚在表，属于中医的表证，也是通常所说的外感。

针对这种表证，可以通过调整足太阳膀胱经的方法来进行治疗，比如采用艾灸的方法。所以在临床针灸治疗时，如果是刚刚感受外邪，邪袭太阳经，初多为外感，见头痛、脖子强硬酸痛、发热等，这时可在足太阳膀胱经背部背俞穴刮痧、拔罐或走罐来祛表邪。主要是在膀胱经的颈背部分操作，上至大杼，下至大肠俞，至两侧膀胱经处皮肤潮红为止，患者微有汗意，来达到发汗解表的目的。

2. 足太阳膀胱经背部的相关穴位是人体内五脏六腑的反应点和调整点

足太阳膀胱经背部的相关穴位主要是指膀胱经背部段的背俞穴，分布在足太阳膀胱经距离脊柱1.5寸的那条线上，左右对称分布。"俞"有传输的意思，俞穴是运行气血，联络脏腑的重要穴位。背俞穴是脏腑经气输注于背腰部的特定穴位，也是藏于体内的五脏六腑功能或阳气外显之处，符合太阳的"阳之开"的特点。在中医针灸治疗中有"背薄如纸"之说，也就是说我们在针刺背部腧穴时要注意针刺深度，下针不宜过深，否则会影响到脏腑功能，损伤脏器，甚至可能要人性命。

从现代解剖学来看，在背部脊柱两旁，也就是足太阳膀胱经这些背俞穴，基本上位于脊神经根部，发出脊神经的各个脊节向胸腔、腹腔分出支配内脏的交感、副交感神经，也部分佐证了中医膀胱经背俞穴理论。

背俞穴实际上是一个个脏腑疾病反应点。当背俞穴出现各种异常反应，如结节、条索状物、压痛、陷下、丘疹等往往能够反映相关脏腑的异常，因此可以用来诊断脏腑的疾患。

背俞穴也是很好的调整脏腑虚实的穴位。如平时感冒咳嗽，可以按揉肺俞穴至潮红微热。揉按胃俞穴可以缓解胃痛。大力按压肾俞穴可以缓解肾结石急性发作的剧烈疼痛。

平时保健，可以不用针对具体的某个背俞穴，而是针对整条足太阳膀胱经背腰段进行锻炼，整体调整机体脏腑功能。传统的撞背功就是一种有效的方法。具体方法：背靠墙站立，两足分开如肩宽，背部与墙面距离为30厘米左右，全身放松，背部后靠撞墙，用力要适度，利用墙壁反弹力将身体弹回，就完成了1次，每次可撞80～100下，撞击时意念集中在背部。背部在撞墙的时候，发出"喝"声，喝声即呼气声，人在呼气状态可以有效保护内脏不受到伤害。这种撞背功，通过撞击足太阳膀胱经上的背俞穴，能有利于提升阳气，使人体脏腑功能更加协调。

3. 足太阳膀胱经是人体内最大的排毒通道

足太阳膀胱经是寒水之经，主阳之开，在阳气的蒸腾气化作用下，能使内藏津液代谢。实际上人体内津液的代谢是通过气化作用，周行分布滋润营养全身，并形成汗液、尿液等代谢产物，排出体外。人体是以粪便、尿液、汗液这三种途径将体内废物和毒素排出的。而足太阳膀胱经就三者占据其二，所以它被称为人体内最大的排毒通道。

近年来，传统中医保健方法比较受大众欢迎，我们经常能看到或者接受过足太阳膀胱经拔罐疗法，患者后背顺着足太阳膀胱经拔满了罐。而这些背俞穴，是五脏六腑和体表之间的通道，也就是说五脏六腑的毒素都有可能通过背俞穴拔罐疗法排出去，这是排毒的最直接的方法。此外，足太阳膀胱经刮痧也是常用的方法。

另外，通过足太阳膀胱经放血的方法，可以把侵入人体血分的一些毒素排出，比如一些严重痤疮、面部疱疹，可以通过这一方法，取到排毒美容的作用。具体方法：在双侧足太阳膀胱经上用酒精棉球消毒，再用三棱针在足太阳膀胱经上轻用力挑破皮肤，然后用双手拇指、食指按压挑刺处，使其出一滴血，用消毒干棉球擦去血滴。一般在足太阳膀胱经上从大杼穴开始，至关元俞为止，等距离放血6~7处（指一侧足太阳膀胱经）。

足太阳膀胱经与时辰的关系

早在《黄帝内经》就明确指出"申时，膀胱经当令"。也就是在每天下午3点至5点时，足太阳膀胱经功能最旺盛。所以也是利用足太阳膀胱经排毒的好时机。在这个时间段可以适当喝一些温开水，这是一天最重要的喝水时间，因为这时足太阳膀胱经功能旺盛，有助于津液气化代谢，也有助于排泄代谢废物与毒素。

另外，足太阳膀胱经主阳气升发、外显，所以在下午申时，足太阳膀胱经旺盛，此时人的精力也应该比较旺盛，学习判断能力应该比较好。可是有许多人恰恰相反，在这个时间段特别犯困，浑身乏力，脑子一团乱麻，这说明足太阳膀胱经阳气不足，升发无力。如果出现这种情况怎么办呢？我们可以在这个时间段适当地运动，比如散步20分钟，就可以改善这一状况。走路是最好的产生阳气的方法之一，这就是中医所说的"动则生阳"。通过多走路、多运动从而使得足太阳膀胱经功能得到增强。

足太阳膀胱经穴位概述

一侧的足太阳膀胱经上分布有67穴，左右两条共134个穴位。其中49穴分布于头面部、项部和背腰部之督脉的两侧，余18穴则分布于下肢后面的正中线上及足的外侧部。首穴睛明，末穴至阴。足太阳膀胱经主治泌尿生殖系统、神经精神方面、呼吸系统、循环系统、消化系统病症和热性病以及本经脉所经过部位的病症。

足太阳膀胱经经穴表解

穴 位	部位与取穴法	主 治 病 症
睛明 气功自我按摩 穴位	在面部，目内眦内上方眶内侧壁凹陷处	结合膜炎，泪囊炎，屈光不正，视网膜萎缩，视神经炎，视网膜炎，白内障，电光性眼炎，色盲
攒竹	在面部，眉头内端凹陷中，眶上切迹	结合膜炎，角膜翳，泪囊炎，视神经萎缩，视网膜炎，青光眼，眼睑痉挛，头痛，面瘫
眉冲	在头部，攒竹直上入发际0.5寸，当神庭与曲差连线之间	头痛，眩晕，眼病，鼻塞，癫痫
曲差	在头部，前发际正中直上0.5寸，旁开1.5寸，当神庭与头维连线的内1/3与中1/3交界处	前头痛，目痛，眩晕，眼病，鼻衄
五处	在头部，当前发际正中直上1寸，旁开1.5寸	头痛，眩晕，癫痫，小儿惊风
承光	在头部，当前发际正中直上2.5寸，旁开1.5寸	头痛，眩晕，呕吐，目视不明，角膜翳，鼻塞，流涕，热病无汗
通天	在头部，当前发际正中直上4寸，旁开1.5寸	头顶痛，眩晕，鼻炎，鼻窦炎，面瘫
络却	在头部，当前发际正中直上5.5寸，旁开1.5寸	头顶痛，眩晕，眼病，耳鸣，鼻塞，鼻衄，面瘫，癫痫，精神病
玉枕	在后头部，当后发际正中直上2.5寸，旁开1.3寸，平枕外隆凸上缘凹陷处	眩晕，后头痛，发热恶寒，呕吐，近视，目痛，鼻塞
天柱	在项部，大筋（斜方肌）外缘之后发际凹陷中，约当后发际正中旁开1.3寸，入后发际0.5寸	后头痛，头项强痛，眩晕，目赤肿痛，鼻塞，咽喉肿痛，项背痛，神经衰弱，癔病
大杼	在背部，当第1胸椎棘突下，旁开1.5寸	头痛，发热，咳嗽，鼻塞，流涕，咽喉肿痛，头项强痛，肩背痛，支气管炎，肺炎，胸膜炎
风门	在背部，当第2胸椎棘突下，旁开1.5寸	感冒，咳嗽，头项强痛，哮喘，胸背痛，荨麻疹
肺俞	在背部，当第3胸椎棘突下，旁开1.5寸	咳嗽，哮喘，肺炎，感冒，肺结核，胸膜炎，荨麻疹，肩背痛
厥阴俞	在背部，当第4胸椎棘突下，旁开1.5寸	胸闷，胸胁痛，心绞痛，心悸，咳嗽，呕吐，神经衰弱

穴　位	部位与取穴法	主治病症
心俞	在背部，当第5胸椎棘突下，旁开1.5寸	心悸，心律不齐，心绞痛，咳嗽，哮喘，神经衰弱，癔病，癫痫，精神病，胸背痛
督俞	在背部，当第6胸椎棘突下，旁开1.5寸	心律不齐，心绞痛，胸闷，腹胀，腹痛，肠鸣，呃逆
膈俞 八会穴（血会）	在背部，当第7胸椎棘突下，旁开1.5寸	吐血，鼻衄，便血，尿血，贫血，血证，瘀证，食欲不振，腹胀，呃逆，呕吐，咳喘，潮热盗汗
肝俞	在背部，当第9胸椎棘突下，旁开1.5寸	肝胆疾病，胃病，眼病，神经衰弱，肋间神经痛
胆俞	在背部，当第10胸椎棘突下，旁开1.5寸	肝胆疾病，胃痛，呕吐
脾俞	在背部，当第11胸椎棘突下，旁开1.5寸	胃肠炎，肝炎，胃炎，溃疡病，消化不良，痢疾，慢性出血性疾患，崩漏，水肿，荨麻疹
胃俞	在背部，当第12胸椎棘突下，旁开1.5寸	胃痛，腹胀，幽门梗阻，呕吐，胃下垂，消化不良，胸胁痛
三焦俞	在腰部，当第1腰椎棘突下，旁开1.5寸	小便不利，肾炎水肿，肠鸣，腹泻，腹胀，消化不良，呕吐，痢疾，项背强痛
肾俞	在腰部，当第2腰椎棘突下，旁开1.5寸	遗精，阳痿，早泄，遗尿，月经不调，慢性盆腔炎，腰痛，肾炎，神经衰弱，诸虚百损
气海俞	在腰部，当第3腰椎棘突下，旁开1.5寸	腰痛，下肢痹痛，痛经，痔疮，虚证
大肠俞	在腰部，当第4腰椎棘突下，旁开1.5寸	肠炎，痢疾，脱肛，便秘
关元俞	在腰部，当第5腰椎棘突下，旁开1.5寸	腰痛，小便不利，遗尿，泌尿系感染，糖尿病，虚证
小肠俞	在骶部，当骶正中线旁1.5寸，平第1骶后孔	遗精，遗尿，尿血，白带，腹胀，腹泻，痢疾，糖尿病
膀胱俞	在骶部，当骶正中嵴旁1.5寸，平第2骶后孔	小便不利，尿路感染，血尿，阳痿，遗精；腹泻，便秘；糖尿病；腰腿痛
中膂俞	在骶部，当骶正中嵴旁1.5寸，平第3骶后孔	肠炎，痢疾；腰腿痛，坐骨神经痛，糖尿病
白环俞	在骶部，当骶正中嵴旁1.5寸，平第4骶后孔	遗精，月经病，白带，子宫内膜炎

（续表）

穴 位	部位与取穴法	主 治 病 症
上髎	在骶部，当髂后上棘与后正中线之间，适对第1骶后孔处	遗精，阳痿，睾丸炎，月经病，附件炎，子宫脱垂，阴痒，下腰痛，坐骨神经痛，痔疮
次髎	在骶部，当髂后上棘与后正中线之间，适对第2骶后孔处	（同上髎）
中髎	在骶部，当髂后上棘与后正中线之间，适对第3骶后孔处	（同上髎）
下髎	在骶部，当髂后上棘与后正中线之间，适对第4骶后孔处	（同上髎）
会阳	在骶部，尾骨端旁开0.5寸	阳痿，遗精，痛经，白带，腹泻，便血，痔疮，坐骨神经痛
承扶	在大腿后面，臀下横纹中点	腰、骶、臀、股痛，坐骨神经痛，痔疮，瘫痪，脊髓灰质炎后遗症
殷门	在大腿后面，当承扶与委中连线上，承扶下6寸	腰背痛，坐骨神经痛，下肢麻痹瘫痪
浮郄	在腘横纹外侧端，委阳上1寸，股二头肌腱的内侧	臀膝麻木、挛痛，下肢瘫痪；腹痛，吐泻
委阳 三焦之下合穴	在腘横纹外侧端，当股二头肌腱内侧	腰背痛，腓肠肌痉挛，小腹胀满，小便不利
委中 膀胱经合穴	在腘横纹中点，当股二头肌腱与半腱肌腱的中间	腰背痛，坐骨神经痛，膝关节痛，腹痛，吐泻
附分	在背部，当第2胸椎棘突下，旁开3寸	颈项强痛，肩背拘急，肘臂麻木、疼痛，肋间神经痛
魄户	在背部，当第3胸椎棘突下，旁开3寸	咳嗽，哮喘，肺结核，胸膜炎；颈项、肩背强痛
膏肓	在背部，当第4胸椎棘突下，旁开3寸	肺结核，胸膜炎，咳喘，神经衰弱，久病体虚，痈疾
神堂	在背部，当第5胸椎棘突下，旁开3寸	心悸，心绞痛，咳喘，脊背强痛
譩譆	在背部，当第6胸椎棘突下，旁开3寸	咳喘，热病无汗，眩晕，鼻出血，肩、背、胸、胁痛，心包炎
膈关	在背部，当第7胸椎棘突下，旁开3寸	食欲不振，呕吐，嗳气，胸闷，脊背强痛
魂门	在背部，当第9胸椎棘突下，旁开3寸	胸胁胀痛；胃痛，食欲不振，呕吐，肠鸣，腹泻

（续表）

穴位	部位与取穴法	主治病症
阳纲	在背部，当第10胸椎棘突下，旁开3寸	腹痛，腹胀，腹泻，黄疸，背脊痛
意舍	在背部，当第11胸椎棘突下，旁开3寸	呕吐，腹胀，腹泻，消化不良，食欲不振，脊背痛，水肿
胃仓	在背部，当第12胸椎棘突下，旁开3寸	胃痛，呕吐，腹胀，便秘，脊背痛，水肿
肓门	在腰部，当第1腰椎棘突下，旁开3寸	上腹痛，腹部痞块，便秘；乳腺炎，乳腺增生
志室	在腰部，当第2腰椎棘突下，旁开3寸	阳痿，遗精，前列腺增生症，前列腺炎；小便不利，水肿；腰背痛
胞肓	在臀部，平第2骶后孔，骶正中线旁开3寸	腹胀，肠鸣，便秘；小便不利，尿潴留，尿路感染；腰背痛
秩边	在臀部，平第4骶后孔，骶正中线旁开3寸	腰骶痛，坐骨神经痛，下肢麻木、瘫痪；二便不利，痔疮
合阳	在小腿后面，当委中与承山连线上，委中下2寸	腰腿痛，下肢麻木，瘫痪，崩漏
承筋	在小腿后面，当委中与承山连线上，腓肠肌腹中央，委中下5寸	小腿痛，腓肠肌痉挛，腰背痛，痔疮
承山	在小腿后面正中，委中与昆仑之间，当伸直小腿或足跟上提时腓肠肌肌腹下出现尖角凹陷处	小腿痛，腓肠肌痉挛，腰背痛，下肢麻木、瘫痪；脱肛，痔疮
飞扬 膀胱经络穴	在小腿后面，当外踝后，昆仑穴直上7寸，承山外下方1寸处	头痛，眩晕，鼻衄，鼻塞；腰背痛，下肢无力、麻木、疼痛、瘫痪、肌肉痉挛，肾炎
跗阳	在小腿后面，外踝后，昆仑穴直上3寸	头痛，腰腿痛，踝部肿痛
昆仑 膀胱经经穴	在足部外踝后方，当外踝尖与跟腱之间凹陷处	头项强痛，腰背痛，坐骨神经痛，下肢瘫痪，足跟痛，眩晕，鼻衄；疟疾；难产
仆参	在足外侧部，外踝后下方，昆仑直下、跟骨外侧、赤白肉际处	踝关节痛，足跟痛，下肢酸软无力
申脉 八脉交会穴	在足外侧部，外踝直下方凹陷中	头痛，眩晕，癔病，癫痫，精神病；腰腿痛，踝关节痛
金门 膀胱经郄穴	在足外侧部，外踝前缘直下，骰骨下方凹陷处	踝关节痛，腰腿痛；小儿惊风，癫痫

穴　位	部位与取穴法	主治病症
京骨 膀胱经原穴	在足外侧部，第5跖骨粗隆下方，赤白肉际处	头痛，项强，眩晕，癫痫，心痛，腰腿痛
束骨 膀胱经输穴	在足外侧部，足小趾本节（第5跖趾关节）后方赤白肉际处	头痛，项强，眩晕，癫痫，身热目黄
足通谷 膀胱经荥穴	在足外侧部，足小趾本节（第5跖趾关节）前方赤白肉际处	头痛，项强，眩晕，鼻衄；足趾肿痛
至阴 膀胱经井穴	在足小趾末节外侧，距趾甲根角0.1寸（指寸）处	胎位不正，难产，胞衣不下；头痛，眩晕，目痛，鼻塞；遗精，尿闭

足太阳膀胱经要穴解析

👉晴明穴

　　晴明穴位于内眼角稍上方的凹陷处。这是足太阳膀胱经的起始穴位，顾名思义是使眼睛明亮的穴位。通过这个穴位眼睛接受了足太阳膀胱经气血。平时经常会使用到此穴，比如看电脑和电视久了，眼睛有些疲倦时，经常会不自主地揉按这里。揉按一会儿，会明显感觉眼睛舒服一些。另外，小时候课间做的眼保健操的第二节就是挤按晴明穴。经常按摩此穴可预防近视，尤其对青少年假性近视有治疗作用。

　　晴明穴不仅仅有保护视力，缓解眼睛疲劳的效果，也是治疗眼科疾病的重要穴位。比如常见的飞蚊症（是指眼前有像蚊群一样小黑点飘动或晃动，或者一闪而过，一般是由玻璃体变性引起的，属于老化现象）。每日稍用力

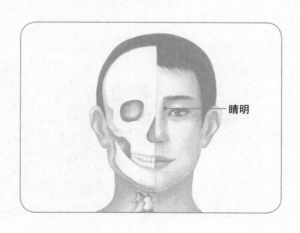

晴明

按揉睛明穴，朝向鼻梁方向用力，一个月左右飞蚊症就可明显减轻或消失。

另外，由于睛明穴是足太阳膀胱经的首穴，它还可以和足太阳膀胱经的最后一个穴位至阴穴相配合，两穴同时按揉，一始一终，贯通整条足太阳膀胱经的气血，治疗足太阳膀胱经经气不畅而引发的背痛、腰痛、腿疼。这对急性扭伤，影响到足太阳膀胱经而出现的腰痛有很好的止痛效果。

此外，还有一个小偏方，揉按睛明穴治疗重度呃逆，指压力度逐渐增大，并可旋转，以患者有酸胀感为宜，每次指压2分钟，一般经过1~4次治疗就可有效或治愈。

☞ 肺俞穴

肺俞穴属于足太阳膀胱经上的背俞穴之一，在背部，第3胸椎棘突下，旁开1.5寸处（约两横指宽），左右各一。手太阴肺经能量由此输入足太阳膀胱经。足太阳膀胱经主表，肺俞穴不但是邪气侵入肺脏的部位，也是反映

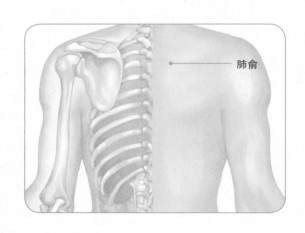

肺俞

病症，接受刺激达到治疗作用的特殊部位。肺俞穴具有调补肺气、补虚清热的功效。其主治呼吸系统及与气有关的疾病。对于一些受寒或吹到凉风就发作的哮喘或是咳嗽，艾灸肺俞穴是一个非常好的方法。取艾条一根，点燃，医者右手持艾条距肺俞穴一段距离进行温和灸，左手放在患者肺俞穴的旁侧，感知温度，调节右手与肺腧穴之间的距离，以感到像晒太阳一样的温暖感为宜，而不应有灼热感，每次可灸10~15分钟，发作期间，可每日灸2~3次。如果不愿意施灸，也可采用按摩的方法。可选用薄荷油或者风油精一类作为润滑剂。稍稍用力按揉肺俞穴，以穴位处发红微热为度，也可达到驱散肺部邪气的作用。

厥阴俞穴在背部，第4胸椎棘突下，旁开1.5寸（约两横指宽）处。"厥阴"指的手厥阴心包，即心脏外层护卫心脏的包膜。"俞"通假"输"字，输送的意思。手厥阴心包经能量由此穴外输足太阳膀胱经。本穴的功效是外泄心包之热。此穴可用来治疗心跳过速、心律不齐、心绞痛、风湿性心脏病等心脏疾患和心烦、失眠、多梦等心火旺盛病症；也可用于治疗与缓解原发性高血压病，预防心绞痛、冠心病、心肌梗死等病症；还可用于治疗心包积液引起的发热、胸闷、咳喘、呼吸困难、缺氧等症状。

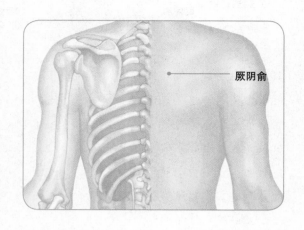

厥阴俞

☞心俞穴

心俞穴在背部，第5胸椎棘突下，旁开1.5寸（约两横指宽）处。心室中的高温湿热之气由此穴外输足太阳膀胱经。一般来说，心脏血液运行不顺畅，心脉瘀血阻滞，在心俞穴处可出现闷疼或者牵扯性疼痛，甚至有些仅表现为瘙痒。可通过按揉或艾灸心俞穴治疗心慌心跳、心绞痛、心律不齐等心脏病症。对于一些心理脆弱、焦虑、强迫症或神经质表现也可通过经常按揉心俞穴来改善。另外，出现呼吸困难、昏迷等急症时，也可通过重力按压心俞穴来防止休克。

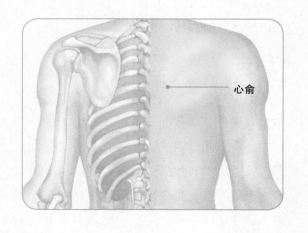

心俞

☞肾俞穴

肾俞穴在腰部，第2
腰椎棘突下，旁开1.5寸
（约两横指宽）处。此穴
在和肚脐同一水平线的脊
椎左右两边双指宽处。肾
的寒湿水气由此穴外输足
太阳膀胱经。肾与膀胱相
表里，足太阳膀胱经内连
肾脏，肾俞穴位于腰部，
腰为肾之府。肾俞穴是人体强腰补肾的要穴。平常多按摩后腰的肾俞
穴，揉按到微微发热，有助于补养肾阳，改善手足冰冷、夜尿频、性功
能低下等肾阳虚症状，长期坚持也可以达到抗衰老、延年益寿的效果。

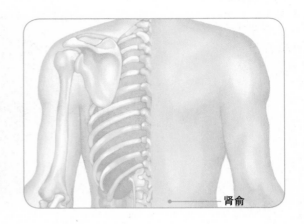

肾俞

肾俞穴还可用于治疗腰痛。对于肾虚引起的腰部酸软无力、冷痛、
急性腰扭伤或是腰椎间盘突出引起的腰痛，都可以通过针刺、重力按压
此穴达到迅速止痛的效果。另外，对于肾结石引起的绞痛，也可以通过
重力按压肾俞穴达到止痛的功效。

☞委中穴

委中穴位于膝盖后方，腘窝正中，
腘横纹中点。"委"指堆积、汇聚的意
思，"中"指穴内气血运行既有升又有
降，升清降浊，故居中。本穴是足太阳
膀胱经的合穴，足太阳膀胱经气血在此
汇合。中医经络腧穴学有一句知名度很
高的歌诀："腰背委中求。"这句话说
的就是委中穴是治疗腰背疼痛的要穴。
无论是老年人肾虚的，还是成年人腰扭
伤引起的腰背疼痛，都可以通过刺激委

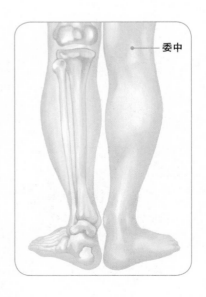

委中

中穴得到缓解。其原理就是利用委中穴升清降浊的能力，将足够的能量气血运输到腰背，祛除掉腰背处的寒湿秽浊邪气。委中穴位置较深，在刺激委中穴时，一般要较大力。可采用指切法，用两手拇指端切压委中穴，以有酸痛为宜，或是用拳头敲击委中穴。

足太阳膀胱经是身体重要的排毒经脉，而委中穴可以认为是这条排毒经脉上的一个重要的"排污孔"。经常拍打委中穴能让足太阳膀胱经更好地排出体内代谢的垃圾。一般做法是一手固定在膝盖前方，另一手大力拍打膝盖后方的腘窝，拍到发红甚至有出血点为宜。另外，对于血液当中的"邪气"，也可以通过委中穴来祛除，比如急性腰扭伤的瘀血、中暑暑热进入血分，可以采用三棱针点刺委中穴放血来治疗。

☞承山穴

承山穴在小腿后面正中。微微跷起脚尖，使腿肚子绷紧的时候，在小腿肌肉最丰厚的腿肚子出现一个"人"字形凹陷，在凹陷的最顶端就是承山穴所在的位置。"承"是承受的意思，"山"指大土堆。承山穴接受随足太阳膀胱经经水下行的脾土微粒，并在此沉降堆积如大山，故名。中医认为脾主肌肉，肌肉本属脾土系统，承山穴位于人小腿肌肉最丰厚之处。"承山"也可理解成为承担大山，此穴与人体腿部承重能力有

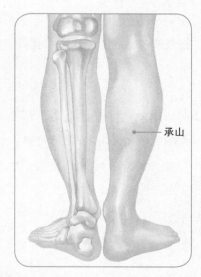

承山

关。承山穴可以用来治疗腰腿疼痛、腰腿无力、坐骨神经痛、腿肚子抽筋等病症。我们在治疗腿部肌肉痉挛抽搐时，常常需要大力持续按压承山穴，直到抽搐停止。

另外，通过揉按承山穴可以用来治疗便秘、痔疮等脾胃疾病。

☞昆仑穴

昆仑穴位于人体外脚踝附近，外踝与跟腱之间的凹陷处。"昆仑"

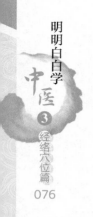

本身有广大无垠的意思。足太阳膀胱经的水湿之气在此吸热化气，充斥于穴内，如广漠无垠之状，故名昆仑。因此，本穴内能量充沛，颇像清代纪晓岚所说"元气昆仑，充满天地"的状态。昆仑穴可以用来治疗高血压。所谓高血压，中医认为气血向上、向外运行太过。通过按压昆仑穴这样一个下部的充满能量的穴位，以气引气，以能量引能量，使得气血下行，起到降压的作用。

昆仑

昆仑穴这种引气下行的能力，还可以表现在引胃气下行。中医认为胃气主降，通过胃气的下降，主要是疏通胃肠道的下行消化的能力，帮助排便，所以一旦胃气不降了，就容易出现胃脘胀痛、便秘。刺激昆仑穴还可以用来治疗胃痛、便秘。

👉 申脉穴

申脉穴位于足外侧，脚外踝下一点点的凹陷处。申脉穴是奇经八脉中的阳跷经与足太阳膀胱经交会的重要穴位。"跷"有运动跷健的意思。阳跷脉能调动阳气，促进肌肉、骨骼运动，从而使下肢运动轻健跷捷。所以有人认为申脉穴，这个"申"是通假"伸"字，具有舒筋活络，帮助运动的意思。申脉穴可以用来治疗由于寒邪侵袭，阳气不足，筋脉痉挛收缩（热胀冷缩，寒邪有收缩牵引的特点）引起的腰酸背痛、足踝关节痛等病症。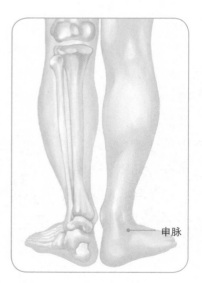一般可用艾灸申脉穴的方法补充阳气，驱散寒邪。

申脉

金门穴

金门穴位于人体的足外侧部，当外踝前缘直下，骰骨下缘处。"金"的含义：人体的肺属五行中的金，中医认为肺主气。"门"是指出入的门户也。金门穴是足太阳膀胱经的郄穴。郄，孔隙也。这个穴位是足太阳膀胱经阳气上传之处，上传之气从孔隙中传出。此外，金门穴又被称为关梁，即关卡的意思，足太阳膀胱经寒湿水气则在此穴被卡住，不能上行。金门穴是治疗急性腰痛的特效穴。急性腰痛时，采用切压方法刺激此穴，效果比刺激委中穴还要好一些。

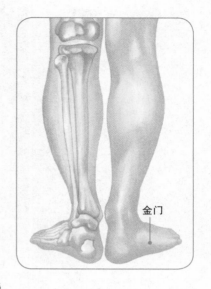

金门

至阴穴

至阴穴位于脚的小脚趾外侧趾甲旁，约距离甲角0.1寸。"至"极也。"阴"指寒水的意思。足太阳膀胱经是寒水之经，此穴是足太阳膀胱经的井穴，是足太阳膀胱经开在人体体表的井口，体内足太阳膀胱经的寒湿水气由此外输体表。传统认为至阴穴有转胎的作用，转胎就是矫正胎位，治疗胎位不正。除此之外，至阴穴还可用于治疗胎盘滞留、难产等情况，主要用艾灸的方法。

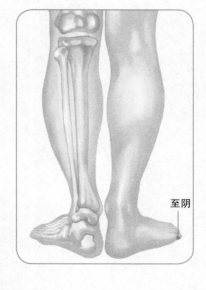

至阴

足少阴肾经

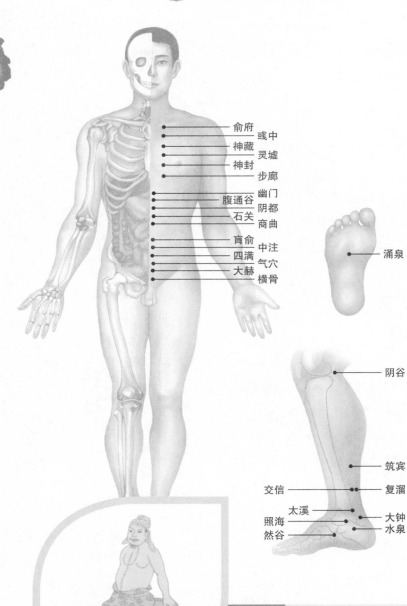

俞府　彧中
神藏
灵墟
神封　步廊
腹通谷　幽门
阴都
石关　商曲
肓俞　中注
四满　气穴
大赫　横骨

涌泉

阴谷

筑宾
交信　复溜
太溪　大钟
照海　水泉
然谷

穴位数量	54
经络走向	起于足部的涌泉穴，经腿部内侧上达胸部的俞府穴
穴位分布	分布于下肢、腰腹及胸部

足少阴肾经名称含义

先论少阴，《黄帝内经》有"少阴为枢"的说法，所谓的"阴"就是身体将能量收藏至体内或下面，是能量潜藏的状态。当能量需要潜藏的时候，身体将"收藏之门"打开，能量进入体内，这是"阴之开"，这就是太阴阶段。收藏到一定程度以后，该进入的阳气都进来了，这时门户就需要关闭了，这就是"阴之阖"，就是厥阴阶段。而"枢"，在讲足少阳胆经中有讲"少阳为枢"，枢是门轴，管门之开合，少阴也主枢，也影响人体阳气"收藏之门"的开与合，但少阴枢比少阳枢更进了一步，它主导水与火的枢转。这是因为人体两条少阴经，一条是手少阴心经，心属火；一条是足少阴肾经，肾属水。这两条经络在头面部交接，关系密切。心与肾之间在正常生理情况下，肾水上济心阴，防止心火过亢，心火下助肾阳，防止肾水过寒。也就是说要想维持心肾水火之间的平衡关系，使得水不要太寒，火不要太热，这需要少阴发挥调控枢纽的作用。

再论肾，肾在中医藏象理论中，位置很重要，被称为先天之本。人体的先天精气，也就贮藏于肾，化生出人体生命的原始能量，也就是元气。肾属水，对应的是八卦中的坎卦。坎卦外阴内阳，一阳陷于二阴之中，似阳气藏于黄泉之中，暖暖而生辉，是阴阳平衡稳定之象，因此古人有"肾为水火之宅"的说法。肾中阴阳是全身阴阳的根本，被称为元阴元阳，或是真阴真阳。肾本身就有调节阴阳水火平衡的作用，这就与"少阴为枢"的认识是一致的。所以足少阴肾经内属肾。

至于足，显然就是指这条经在人体的四肢来说，循行于下肢，而不是在上肢运行。

足少阴肾经循行路线

足少阴肾经左右各一条，分别起于足小趾下，斜走足心，沿着内踝，进入足跟，上行于小腿内侧面的后线，经过膝盖后的腘窝，经大腿内侧后缘，上行与脊柱（也就是中医的督脉）相连，进入腹腔，与肾、膀胱相连，从腹部浅出体表，沿腹中线旁开0.5寸上行，至胸部，旁开更多一些，沿胸中线旁开2寸处上行，到达锁骨下缘。

体内部分还有两个分支，分别于肝、肺、心相连。

由此可见，足少阴肾经是从足走头，通过人体的足、腿、臀、腰、腹、胸等部位。其内行部分较多，与肾、膀胱、肝、肺、心等直接相连，此外与奇经八脉的督脉、任脉都相连。

足少阴肾经功效及运用

1. 足少阴肾经分布较深，肾藏精，主人体生长发育生殖

肾应冬，冬天是自然界收藏的时候，与之相对应，肾是人体的封藏系统，人体内先天精华与后天精华，都有赖于肾的封藏作用，才可贮备于体内。尤其是来自于父母的生殖之精的"先天之精"，是构成胚胎发育的原始物质，是人体生殖、繁衍后代能力的源泉。它也有促进人体发育的能力。在《黄帝内经》中告诉我们女性在14岁、男性在16岁左右，肾中先天精气得到后天精气补充，比较充盛。这时就能够促进机体生长发育，重要的是在肾中精气充盛的刺激下产生了一种叫"天癸"的物质。这是一种促性器官发育成熟的物质，有了它，人体就具备了生殖机能。而女性到了49岁左右，肾中先天精气耗竭得差不多，"天癸"也就没有了，这时就不再有月经，不具备有生殖机能了。

所以，如果性机能障碍或是生育机能有问题，都可以通过刺激足少阴肾经达到调理的作用。比如足少阴肾经上的太溪穴就有治疗各种生殖系统病变的作用。经常按揉涌泉穴也有助于改善性机能。经常揉推腹部足少阴肾经，使得足少阴肾经气血流通，也有助于生殖机能的改善。

2. 主骨生髓，能濡养骨骼

足少阴肾经可以化生骨髓，填塞骨腔，濡养骨骼。骨骼也是属于肾系统的。一个人的骨骼状态实际上能反映足少阴肾经是否充沛。在幼年期，由于足少阴肾经还未得到足够补充，不够充盈，所以小儿的骨骼很脆弱，容易发生骨折。现代医学研究发现人从出生一直到20岁都在增加

骨头的密度。这样一个发现与中医的认识是一致的，到了21岁左右，人体肾中精气基本就到了巅峰状态，骨骼的状态应该是最好的。而人年纪大了以后，骨质会疏松，骨密度下降，老年人轻轻一摔就容易骨折，这也是由于老年人处于生理性肾虚，肾中精气不足，无法填充骨腔，骨骼失养所致。日常保健时，可以通过敲击足腿部位的足少阴肾经，来达到治疗改善骨质疏松的目的。敲击方向应从下向上。

　　与足少阴肾经关系最密切的骨骼主要是足跟与膝关节。足少阴肾经在循行过程沿足内踝，进入足跟。老年人生理性肾虚，非常容易出现足跟疼痛，无法着地，或是稍稍走路，就容易出现足跟疼痛，无法久立久行。肾与足跟的关系，从庄子的"圣人呼吸以踵，众人之息以喉"这句话就可以看出端倪。这句话讲的是普通人呼吸，只能够由外到达于咽喉，而修道之人的呼吸，可以到达"踵"，"踵"指的就是足后跟。中医理论认为"肺为气之主，肾为气之根"，呼吸不仅仅与肺有关，还与肾有关。肾是掌管封藏的，有助于封藏我们吸入自然界之气，修道之人能够将这气藏到足后跟，这也充分说明足跟与肾的关系密切。位于足后跟的足少阴肾经上的太溪穴也是足少阴肾经的原穴。原穴是本源、根本。因而在日常保健时，经常按摩小腿部足少阴肾经，可以缓解治疗肾虚引起的足跟疼痛。具体操作方法为从足跟太溪穴开始向上沿着足少阴肾经的循行路线按摩，按揉复溜穴，直至筑宾穴。治疗由肾虚引起的足跟疼痛也可选用足少阴肾经上的大钟、太溪、照海等穴位进行治疗。

　　老年人由于生理性肾虚，膝关节也容易出现退行性病理变化，出现膝盖疼痛、肿胀弯曲不灵活，膝关节骨刺等症状。中医认为膝为筋之府，肝主筋，但肝肾同源，膝关节与肾关系密切。与此同时，足少阴肾经从膝关节后面的腘窝经过。

3. 肾精生髓养脑，脑为髓海，足少阴肾经与脑关系密切

　　中医认为脑为髓海，当脑失去足少阴肾经填充，就会功能减退，出现记忆力下降，严重时甚至可以出现痴呆。足少阴肾经虽然没有直接上连于脑，但它与人体脊柱（中医所说督脉）相通，而督脉直接上络于脑。足少阴肾经与脑也有密切联系。比如，临床就经常通过选用足少阴

肾经原穴——太溪穴，来治疗小儿脑瘫、老年痴呆等病症。

4. 肾的府第位于腰部，左右各一个，与人体的力量有关

中医有"腰为肾之府"之说。人的发力主要源于腰力。中国武术或是传统健身术，都非常强调用腰力。太极拳有"生命源头在腰间"之说。中国功夫的代表人物——李小龙先生曾经说过："以腰为枢纽，快速地转腰，使肩与臂先手而出，腰的扭转是学习出拳之基础练习。"由此可见，人体科学的发力部位在腰，而腰力是以肾的机能作为基础的。《黄帝内经》有"肾者作强之官，伎巧出焉"的论述，著名医家王冰解释这个理论时说："强于作用，故曰作强。造化形容，故云伎巧。在女则当其伎巧，在男则正曰作强。"强是弓箭，做强就是拉弓射箭，而拉弓箭需要有力气，男性筋骨是否强劲，动作是否有力取决于肾，女性肾的能力则表达为动作精巧灵敏。足少阴肾经在循行过程中贯脊入肾，临床上出现腰腿酸软、疼痛都可在足少阴肾经上选穴进行治疗。

足少阴肾经与时辰的关系

早在《黄帝内经》就明确指出"酉时，肾经当令"。也就是在每天的下午5点至7点，这个时候足少阴肾经功能最旺盛。肾本身是身体的封藏体系，在这个时候，应尽可能休息静养，避免进行剧烈运动，也尽可能避免在这个时候去排便，以免肾气过度外泄。当然，这种休息不仅仅是指在形体上的休息，还包括精神情绪上保持一种安静内敛状态，避免情绪波动或过度表达，如果有可能也可在这个时刻，静坐15～20分钟，也是有利于补肾。

另外，在酉时，足少阴肾经当令的时候，我们可以轻柔按摩足少阴肾经上的穴位，能补养肾气。

足少阴肾经穴位概述

一侧的足少阴肾经上分布有27个穴位，左右两条共54个穴位。其中

有10个穴位分布于下肢部。足少阴肾经首穴涌泉穴，末穴俞府穴。其主治泌尿生殖系统、肾、咽喉、呼吸系统、消化系统、精神系统等病症以及本经脉所经过部位的病症。

足少阴肾经经穴表解

穴　位	部位与取穴法	主治病症
涌泉 肾经井穴 气功意守穴位	在足底部，屈趾时足前部凹陷处，约当足底2、3趾趾缝纹头端与足跟中点连线的前1/3与后2/3交点上	巅顶痛，眩晕，高血压，休克，癫痫，癔病，小儿惊风，咽喉痛
然谷 肾经荥穴	在足内侧缘，足舟骨粗隆前下方凹陷、赤白肉际处	月经不调，阴痒，遗精，咳血，糖尿病，癫痫，小儿脐风，足背痛
太溪 肾经输（原）穴	在足内侧，内踝后方，当内踝尖与跟腱间凹陷处	失眠，健忘，耳聋耳鸣，咽痛，咳喘，胸痛，咯血，月经不调，阳痿，腰痛，内踝痛，遗尿，肾炎，膀胱炎
大钟 肾经络穴	在足内侧，内踝后下方，当跟腱附着部内侧前方凹陷处	咳喘，咯血；痴呆，多睡，月经不调，腰脊强痛，足跟痛
水泉 肾经郄穴	在足内侧，内踝后下方，太溪直下1寸（指寸），跟骨结节内侧凹陷处	月经不调，痛经，闭经，子宫脱垂；膀胱炎，尿道炎
照海 八脉交会穴	在足内侧，内踝尖下方凹陷处	月经不调，痛经，阴痒，子宫脱垂；尿频，尿急，便秘；失眠，癫痫；眼病，咽炎
复溜 肾经经穴	在小腿内侧，太溪直上2寸，跟腱前方处	水肿，腹水；肠鸣，腹胀；热病，无汗，盗汗；遗精，早泄，糖尿病；腰背痛，下肢痛
交信	在小腿内侧，当太溪直上2寸，复溜前0.5寸，胫骨内侧缘的后方	月经不调，崩漏；腹泻，痢疾，便秘；睾丸肿痛，下肢内侧痛
筑宾	在小腿内侧，当太溪与阴谷连线上，太溪上5寸，腓肠肌肌腹内下方	癫痫，精神病，小儿脐疝，腓肠肌痉挛
阴谷 肾经合穴	在腘窝内侧，屈膝时，当半腱肌肌腱与半膜肌肌腱之间	月经不调，崩漏，白带，阴道炎；遗精，阳痿，早泄，阴囊湿疹；癫痫、精神病
横骨	在下腹部，当脐中下5寸，前正中线旁开0.5寸处	遗精，阳痿；遗尿；阴部痛，尿道炎，疝痛
大赫	在下腹部，当脐中下4寸，前正中线旁开0.5寸处	月经不调，痛经，子宫脱垂，带下；遗精，阳痿；下腹痛

（续表）

穴 位	部位与取穴法	主 治 病 症
气穴	在下腹部，当脐中下3寸、前正中线旁开0.5寸处	月经不调，不孕症，带下；腹痛，腹胀，腹泻；尿闭
四满	在下腹部，当脐中下2寸、前正中线旁开0.5寸处	腹胀，腹水，月经不调，遗精，遗尿，闭经不孕，产后腹痛
中注	在下腹部，当脐中下1寸、前正中线旁开0.5寸处	月经不调，附件炎；痢疾，便秘，腰腹疼痛
肓俞	在腹中部，当脐中旁开0.5寸处	绕脐痛，腹胀，腹泻，痢疾，便秘，肠麻痹，黄疸
商曲	在上腹部，当脐中上2寸、前正中线旁开0.5寸处	胃痛，消化不良，腹胀，腹痛，腹泻，腹膜炎，便秘
石关	在上腹部，当脐中上3寸、前正中线旁开0.5寸处	呕逆，呕吐，腹痛，便秘；不孕，产后腹痛
阴都	在上腹部，当脐中上4寸、前正中线旁开0.5寸处	胃脘痛，腹胀；喘咳；不孕症；疟疾
腹通谷	在上腹部，当脐中上5寸、前正中线旁开0.5寸处	呕吐，腹胀，腹痛，心悸，心痛
幽门	在上腹部，当脐中上6寸、前正中线旁开0.5寸	嗳气，呕吐，胃脘痛，腹泻；心烦，胸胁痛
步廊	在胸部，当第5肋间、前正中线旁开2寸处	食欲不振，呕吐，咳喘，胸胁痛，肋间神经痛
神封	在胸部，当第4肋间、前正中线旁开2寸处	咳嗽，哮喘，胸痛，食欲不振，呕吐；乳房痛
灵墟	在胸部，当第3肋间、前正中线旁开2寸处	咳喘，胸胁痛，呕吐
神藏	在胸部，当第2肋间、前正中线旁开2寸处	咳喘，胸胁痛，食欲不振
彧中	在胸部，当第1肋间、前正中线旁开2寸处	咳喘，胸胁痛，食欲不振，呕吐
俞府	在胸部，当锁骨下缘、前正中线旁开2寸处	咳喘，胸痛，食欲不振，呕吐

足少阴肾经要穴解析

涌泉穴

涌泉穴位于人体足底足心部位，是人体从头到足最下部的一个穴位。它是足少阴肾经的起始穴，《黄帝内经》所说的："肾出于涌泉。"也就是这个意思。从名称来看，"涌泉"指的是泉水外涌，足少阴肾经的经水由此外涌而出体表，别名"地冲"，说的也是一个意思。涌泉穴是足少阴肾经的井穴，意味着它是足少阴肾经开在体表的一个井口。

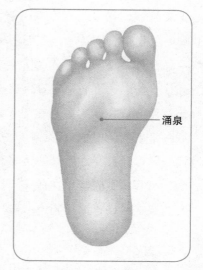

——涌泉

涌泉穴是著名的长寿穴，这与它是足少阴肾经的起始穴，足少阴肾经上重要穴位有关。通过刺激涌泉穴，可以补养肾精。肾精与人体生长壮老的关系密切，与人体抗衰老能力关系密切。肾阳又被认为是全身阳气的根本，古人说"阳强则寿，阳衰则夭"，可见阳气状态本身与人体寿命息息相关，所以经常刺激涌泉穴可以强身健体，延年益寿。

由于涌泉穴位置比较低，可以通过刺激它，将人体气血下拉。比如肝阳上亢、气血上行太过的高血压病，"上"火引起的咽喉肿痛、口腔溃疡，都可以通过涌泉穴达到治疗效果。

在平衡心与肾之间的阴阳平衡上，也常常利用涌泉穴。中医认为心属火，肾属水。正常情况下，心火必须下来温肾水，防止肾水过寒，而肾水必须上济心阴，防止心火过亢，这样维持一种心肾之间的阴阳平衡，中医称之为"心肾相交"。在病理情况下心火容易亢上，表现出心烦、失眠这些症状。这是由于心火与肾水之间的下温、上济出现问题。可以利用涌泉穴，来帮助心火下温。通常可采用手心搓足心的方法，也就是用手心的劳宫穴与足底上的涌泉穴相互揉搓，从而促进心肾之间阴阳沟通来治疗这种"心肾不交"引起的心火亢盛出现的失眠。擅长养生之道的古人，比如苏东坡、狄仁杰等都有睡前搓足心帮助睡眠的习惯。

对于涌泉穴的刺激法，我们可以用揉搓的方法。一般要以涌泉穴微微发热或以酸胀感为度。也可采用艾灸的方法，一般一侧可艾灸5～10分钟。此外，步行或是赤足步行散步，也是很好的刺激涌泉穴的方法。以走到足底微微发热，全身微微出汗为度。因为中医认为动则生阳，这是很好的促进肾阳化生，从而延年益寿的强身健体法。

另外，涌泉穴还可以用药物敷贴的方法达到治疗疾病的目的。其原理就是药力通过涌泉穴渗入足少阴肾经，发挥疗效。比如可用醋将少量吴茱萸粉调成糊状，敷贴在涌泉穴。再用纱布胶带固定，每晚换药1次，连续外敷7天。此法可用来治疗高血压病或是上火引起的口腔溃疡、咽喉肿痛。再如治疗肾虚引起的腰痛、夜尿多，可以用少量肉桂粉，白酒调成糊状，每晚睡觉时敷贴在涌泉穴，一周就能显效。此外，也可选用其他药物在涌泉穴敷贴，治疗阳痿、遗精、遗尿等疾病。

☞ 太溪穴

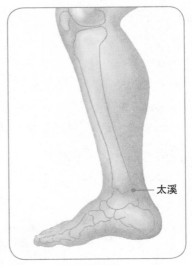

太溪

太溪穴位于足内侧，在足内踝与跟腱之间的凹陷处。从名称来看，"太"指的是大，"溪"指的是溪流。这与太溪穴是足少阴肾经的原穴有关。原，本源、根源也。因此本穴是补养肾精，调节肾功能的首选穴；是强肾要穴。人年龄大了以后，经常出现足跟痛，这其实是因为老年人生理性肾虚，太溪穴气血不足，导致太溪穴所处的部位足跟出现疼痛。

太溪穴作为补养足少阴肾经的首选穴，凡是由肾虚引起的各种症状，如腰痛、腰酸软无力、腿痛、双腿无力、耳鸣、耳聋、脱发、牙齿松动、哮喘、性功能减退、痴呆健忘均可选用太溪穴治疗，它是足少阴肾经上"最给力"的补肾穴。中医认为，肾为先天之本，肾阴、肾阳是全身阴阳的根本，因而肾对于整个机体来说，都是至关重要的，因而太溪穴对于调整机体整体功能有重要意义。在古人来看，太溪穴是足诊三脉"决生死，处百病"三大独特要穴之一。临床治疗各个系统病症时，经常也选配太溪穴，国家级名老中医张士杰先生就因为擅长应用太溪穴治疗百余种疑难杂病，人誉雅号——"张太溪"。

太溪穴还是治疗喉部疾病的效穴，临床上咽喉肿痛、咽喉干、咽喉处有异物堵塞感，都可以选用太溪穴。因此太溪穴在临床上经常用于慢性咽炎、慢性扁桃体炎的治疗。其原理主要是足太阴肾经上连咽喉部，而针灸疗法非常讲究上病下治，下病上治，左病取右，右病取左这种对称治疗法。所以，上部足少阴肾经所连咽喉部出现问题，选用足少阴肾经在足部的太溪穴进行治疗。

太溪穴除了可用针刺法治病外，也可采用揉按和艾灸的方法进行调理。

☞大钟穴

大钟穴在足内踝的后下方的凹陷处。就名称而言，"钟"是指编钟，一种乐器，可以发出声音。显然大钟穴与咽喉的发音功能很密切。它是治疗失声的一个特效穴。另外，中医认为，肾在志为恐，当人体肾气不足的时候，就容易出现胆怯、恐惧的情绪。而恐惧、胆怯与声音很有关联性，比如很多胆小的人怕大的声音，尤其听见吵架和打架的声音就会神经紧张、心跳加快，心慌不安。胆怯的人自己也声音低怯。因而，大钟穴还有一个重要的作用就是治疗肾气虚引起的恐惧不安的病症。

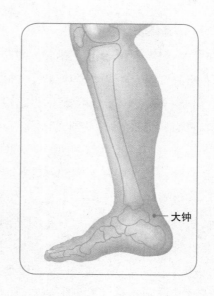

大钟

☞然谷穴

然谷穴位于足内侧缘，足舟骨粗隆下方，赤白肉际。就名称而言，"然"是通假"燃"字，指的是燃烧。"谷"一指山谷，二指水谷。就第一个意思而言，然谷穴指的是在山谷中燃烧，使

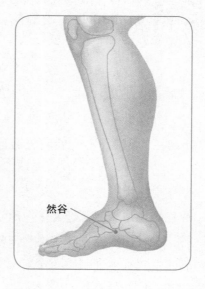

然谷

上篇

经穴解密

087

得足少阴肾经的气血遇热化气。后一个意思，则是说这个穴位，能够使得谷物燃烧，也就是具有帮助脾胃消化食物的能力。然谷穴可以用来治疗腹胀、食欲欠佳等。每天坚持揉按然谷穴10～15分钟，还可以辅助降血糖，是糖尿病患者的一个重要的保健治疗。然谷穴是足少阴肾经的荥穴，荥穴属火，对应到心，可以用来治疗心烦口干、咽喉肿痛等心肾阴虚火旺的病症。然谷穴是一个用来清虚火的穴位。

☞照海穴

照海穴位于足内踝下方的凹陷处。照海穴是足少阴肾经与奇经八脉中的阴跷脉交会之处，是阴脉集聚之海，因而照海穴是人体滋肾阴的效穴。肾阴又是全身阴液的根本，照海穴可谓是补阴要穴。足少阴肾经与阴跷脉的循行都与咽喉有关，对于阴液不足引起的咽干口燥，咽喉肿胀、疼痛效果明显而迅速。此外，照海穴也可用治疗肠道阴液不足所导致的大便干燥、习惯性便秘等病症。肾阴不足，不能上济心阴引起的心火旺盛的失眠、心烦，也可通过照海穴起效。

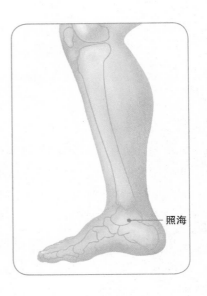

照海

☞复溜穴

复溜穴位于小腿内侧，太溪穴直上2寸，跟腱前方。就穴位名称来看，"复"指的是往复。"溜"是通假"流"，指的是流动的意思。此穴的名称指的是足少阴肾经气血在此穴反复循行，也有使水液重新流淌起来的意思。因此本穴有倍增刺激的作用，也就是说

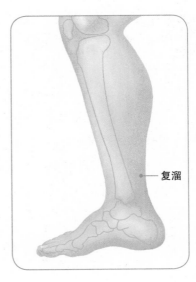

复溜

轻轻刺激本穴，效果可倍增或是维持效果时间增长。另外，本穴还可以使体内停滞水液重新流淌起来，有利于促进肾主水的功能，治疗一些小便不利、水肿、汗出异常的病症。

☞阴谷穴

阴谷穴位于大腿内侧，膝关节内侧5厘米的上方。就穴位名称来看，"阴"指的是水湿之气，"谷"是指深谷，也就是足少阴肾经内水湿之气汇聚在此，因为该穴是足少阴肾经内水湿之气汇聚之处，是足少阴肾经的合穴。本穴可以利尿，用来治疗小便不利、水肿。另外，阴谷穴是治疗多汗的一个特效穴，可以通过激活肾主水机能，调整水液代谢平衡，达到治疗多汗的目的。

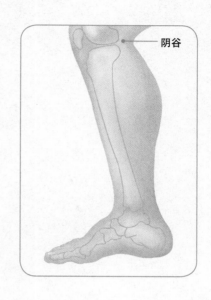
阴谷

☞俞府穴

俞府穴位于人体胸部，前正中线旁开3横指，锁骨下缘处。就穴位名称来看，"俞"通假"输"，有输送的意思。"府"指体内脏腑。俞府穴是足少阴肾经上最后一个穴位，由此，足少阴肾经气血进入体内脏腑。俞府穴位于胸部，由此，此穴可激发肾主纳气的机能，故能用来治疗胸闷气喘等病症，当气喘急性发作时，可以用指腹揉按该穴起效。

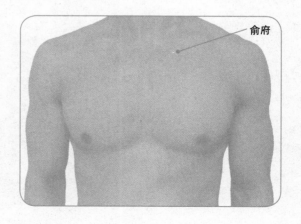
俞府

手厥阴心包经

该经主治

心胸部、神经系统、循环系统及手臂疾病。

天池
天泉

曲泽

郄门
间使　内关
大陵
劳宫

中冲

穴位数量	18
经络走向	起于乳房外侧的天池穴，经手臂内侧，止于中指的中冲穴
穴位分布	分布于胸部、上肢

手厥阴心包经名称含义

《灵枢·阴阳系日月》："此两阴交尽，谓之厥阴。"厥阴的意思是阴气发展到最后阶段，两阴交尽，开始向阳的方面转化。现代医学并无心包这个名词。古时候的中国人，视心脏为人体重要的器官，故认为心脏外有一层膜保护心脏，而此膜即称为心包，心包有保护心脏，使心脏机能正常运转的功能。此外厥，通阙，阙乃古代宫殿、陵墓等的卫外建筑，用于厥阴经之名，指厥阴经气血为心血的气化之气，因此称厥阴心包经。本经的主要外行路线循行于手部，因此以手厥阴心包经命名。

手厥阴心包经循行路线

手厥阴心包经左右各一条。手厥阴心包经起于胸中，属心包，下膈，联络三焦；外行支从胸中出于侧胸上部，循行于上肢内侧面的中间部，入掌止于中指端；掌中分支止于无名指末端。心包经主要经过胸部、上肢内侧及手掌面等。

手厥阴心包经功效及运用

中医说："心，君主之官也。"古人认为心犹如君王，是不受邪的，但总得有人代为受过，这个东西就是心包了，手厥阴心包经的重要性由此体现。当手厥阴心包经有异常时，压迫胸部的膻中穴会有痛感，背上第4胸椎旁的厥阴俞穴也会感觉有硬块，这两个穴位可以作为诊断手厥阴心包经受邪的根据，同时也可以按摩这些穴位祛除入侵的邪气。

手厥阴心包经与时辰的关系

手厥阴心包经当令的时辰是戌时，对应的时间为晚上7点至9点。戌时属心包值班，周身气血流经人体的手厥阴心包经，此时阴气渐重，但阳气尚可，能协调五脏六腑。如果心脏跳得特别厉害，那可能是心包受

"邪"的缘故。手厥阴心包经又主喜乐，人体在戌时应该稍有些娱乐，让身心愉快。此时是一天中工作学习的第三个黄金时间，可合理安排工作学习。戌时也是准备睡眠的时间，所以此时不要做剧烈的运动、看刺激性的电影。睡前要静心养气，睡时宜采取右侧卧位，这样可利于保护心脏。

手厥阴心包经穴位概述

手厥阴心包经一侧有9个穴位，左右两侧共18个穴位。其中8个穴位分布于上肢掌面的正中线上，有1个穴位在前胸上部。其首穴天池穴，末穴中冲穴，主治心胸部疾患、神经精神方面病症及本经脉所过部位之病症。其主要病症有：心痛、胸闷、心悸、心烦、不寐、多梦、癫狂、腋肿、肘臂挛急、掌心发热。刺激左侧手厥阴心包经的治疗效果最佳，因为左侧离心脏最近，效果最迅捷。

手厥阴心包经经穴表解

穴　位	部位与取穴法	主治病症
天池	在胸部，当第4肋间、乳头外1寸，前正中线旁开5寸	胸闷，胸痛，心烦，咳嗽，气喘，瘰疬，乳汁不足，乳腺炎
天泉	左上臂内侧，当腋前纹头下2寸，肱二头肌长、短头之间	心悸，心痛，咳嗽，乳腺炎，乳汁不足，臂痛
曲泽 心包经合穴	在肘横纹中，当肱二头肌腱尺侧缘，仰掌取之	头痛，眩晕，烦渴，咳嗽；呃逆，呕吐；肘臂痛，手臂震颤
郄门 心包经郄穴	在前臂掌侧，当曲泽与大陵连线上，腕横纹上5寸，仰掌取之	心悸，心痛，胸痛，胃痛，咯血，乳腺炎，神经衰弱
间使 心包经经穴	在前臂掌侧，当曲泽与大陵连线上，腕横纹上3寸，掌长肌腱与桡侧腕屈肌腱之间	心烦，心悸，心痛；癫痫，呕吐，臂痛；疟疾，热病
内关 心包经络穴 八脉交会穴之一 气功自我按摩穴位	在前臂掌侧，当曲泽与大陵连线上，腕横纹上2寸，掌长肌腱与桡侧腕屈肌腱之间，仰掌取之	心悸，怔忡，心痛，心肌炎，癔病，精神病，神经衰弱，中风，小儿惊风，呃逆，呕吐，胃痛，咳嗽，哮喘

（续表）

穴 位	部位与取穴法	主 治 病 症
大陵 心包经输（原）穴	腕掌横纹的中点处，当掌长与桡侧腕屈肌腱之间，仰掌取之	心悸，心痛，神经衰弱，癔病，癫痫，精神病，胃痛，呕吐，腕关节痛，胸胁痛
劳宫 心包经荥穴 气功自我按摩穴位	在手掌心，当第2、3掌骨之间、偏于第3掌骨，握拳屈指时中指尖指示处，仰掌取之	发热，中风，昏迷，鼻衄，口舌生疮，口臭，心悸，心痛，癫痫，精神病，咯血
中冲 心包经井穴 气功意守穴位	在中指末节尖端中央	中暑，休克，虚脱，发热，心烦，心痛，癔病，小儿夜啼，舌炎，口腔溃疡

手厥阴心包经要穴解析

☞天泉穴

天泉穴在腋前横纹下2寸，肱二头肌长、短头之间。"天"天部也，"泉"泉水也，意指手厥阴心包经的下行经水是从高处飞落而下，有散热增湿之功。此穴主治心痛、胸胁胀满、咳嗽、胸背及上臂内侧痛。早期有心血

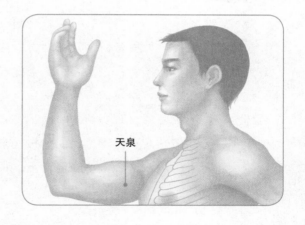

天泉

管病的人，在本穴的下方3寸处有压痛点。可在此处刮痧或按摩，会有痧点或青疱出来，这是手厥阴心包经的瘀血。当这些痧点或青疱消退的时候，手厥阴心包经的气血就能行走通畅，此时会觉得心里憋闷的感觉减轻。

☞内关穴

内关穴在前臂内侧，腕横纹上2寸，即3个手指的宽度。"内关"可简单理解为在内的关卡。本穴可宽胸理气、降逆止呕、宁心安神、镇静

止痛，主治心痛心悸、胃脘痛、呕恶、胸胁肘臂痛等。内关穴是治疗失眠的一个要穴，尤其是心理压力比较大引起的失眠，要多按揉内关穴。本穴还可以调节心律。其不仅可以减缓心跳过速，还可以加速心跳过慢。它是一个双

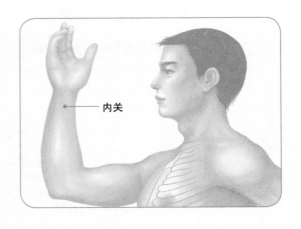

向调节，对于人体的情志调节、心血供应调节都是一个很好的穴位。同时，内关穴也是止呕大穴，有晕车的人在坐车时按摩本穴，可以起到很好的止呕作用。

☞劳宫穴

劳宫穴位于手掌心，当第2、3掌骨之间。简易取穴的方法：自然握拳，中指指尖所对之处就是劳宫穴。之所以这个穴位被称为劳宫穴是因为古人认为"手任劳作，穴在掌心"，因此本穴的名字主要强调的是它所在位置，位于掌心。本穴的主要作用在于能够降心火。在日常生活中会有体会，当心火旺盛，有心烦的时候，手心也会出现发热。这时候可用位于手掌心的劳宫穴和位于足底的涌泉穴来调节人体的水火平衡。心五行属火，肾五行属水，心火下降温肾水，肾水上济防止心火过亢，这样水火寒热就能平衡，水也不会太"寒"，火也不至于太"热"，这也就是中医所说的"心肾相交""水火既济"。我们如何利用劳宫穴进行这样的"水火既济"，防治心火过旺引起的心烦、失眠这一类情况呢？一般可在临

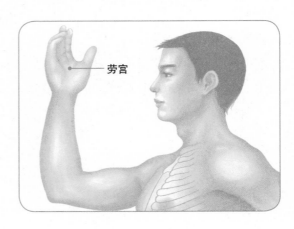

睡前1小时，将两手掌搓热，然后用右掌心的劳宫穴去搓左足底的涌泉穴，左掌心的劳宫穴去搓右足底的涌泉穴，每侧可做60次。这样就可以改善睡眠，解决心烦等问题。长期坚持也可加强心脏机能。

手少阳三焦经

该经主治

该经主治

五官科疾病、循环系统及免疫系统疾病。

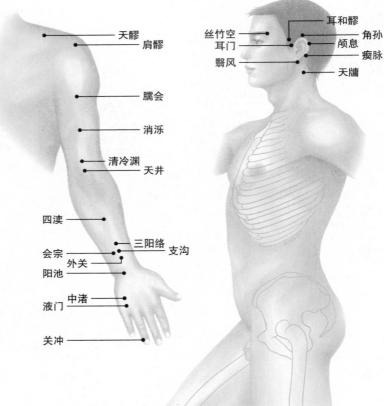

天髎
肩髎
臑会
消泺
清冷渊　天井
四渎
三阳络　支沟
会宗
外关
阳池
中渚
液门
关冲

耳和髎
丝竹空　　角孙
耳门　颅息
瘈脉
翳风
天牖

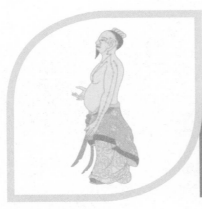

穴位数量	46
经络走向	起于无名指的关冲穴，经手臂外侧、耳后，止与眉梢的丝竹空穴
穴位分布	分布于上肢、肩颈及头部

手少阳三焦经名称含义

先说手，是指手少阳三焦经的经脉循行在人体的上肢。而少阳的"阳"表明本经脉循行在上肢的外侧。合起来就是，手少阳三焦经循行在上肢的外侧。

再说少阳，《黄帝内经》称少阳为"少阳为枢"，意思就是说少阳在三阳之中，属半表半里，为阳气出入的枢纽，故为枢。如果枢纽正常运行，那么人体在外的阳气就可以入里，补充脏腑的真阳，在里的阳气也可外出，充养体表的卫气。

至于三焦，《类经》中对三焦如是介绍："三焦者，确有一腑，盖脏腑之外，躯壳之内，包罗脏腑，一腔之大腑也。"这里所说的"包罗脏腑"，是指三焦为包覆各腑脏的外膜，能保护脏腑，故称之为"焦"，类似现代解剖中的肠系膜。古人对人体的认识是从功能方面考虑的。三焦指的是人体的上焦、中焦和下焦。上焦为横膈以上，包括心肺、胸、头面部及上肢。它的作用是主气、司呼吸，主血脉。其特点是主宣发，将食物所化生的水谷精气敷布周身，如雾露一样可以滋养全身脏腑组织，因而喻为"上焦如雾"。中焦为横膈以下，脐以上的部位，包括脾、胃、肝、胆等脏腑。它的功能是主运，即腐熟水谷，运化精微，以化气血，故喻之为"中焦如沤"。"沤"即是指饮食水谷腐熟时的泡沫浮游状态。下焦为胃以下部位，包括大肠、小肠、肾、膀胱等。但因肝肾同源，肝肾互见的病理关系，中医学上通常将肝肾都归属于下焦。下焦的作用是主分别清浊、排泄尿液与大便，它具有向下、向外排泄的特点，故称"下焦如渎"。"渎"指沟渠。少阳为阳气出入的枢纽，作为中转站，鼓动元气、水液运行于躯干及四肢百骸，从而使人体各部得到濡养。

手少阳三焦经循行路线

手少阳三焦经左右各一条。手少阳三焦经起于两侧无名指末端，沿手背小指与无名指之间上行于上肢外侧中间部，上肩，经颈部上行联系

上篇 经穴解密

097

耳内及耳前后、面颊、目外眦等；体腔支从缺盆进入，分布于胸中，联系心包、膻中、三焦等。手少阳三焦经主要经过上肢、肩部、颈部、面颊、耳、目等。

手少阳三焦经功效及运用

手少阳三焦经主半表半里，是人体阳气运行的枢纽，也是人体水液运行的通道。外邪侵入人体，人体正气不足或误治，经太阳、阳明后，邪气在少阳，正气与邪气斗争，双方僵持不下，此时身体就会出现一会儿冷一会儿热。如若影响中焦脾胃，则有默默不欲食、心烦喜呕等症，此时可与小柴胡颗粒口服，很快就会见效。夏季人们爱使用空调，很容易就出现颈肩部怕冷，稍微一点吹风就受不了。手少阳三焦经的循行就在颈肩部，我们可以在颈肩部艾灸、拔罐、刮痧等。此方法可清除寒气，同时舒缓局部经络，怕冷的症状就会减轻。

手少阳三焦经与时辰的关系

手少阳三焦经当令的时辰是亥时，又称人定，意为夜已很深，人们应该停止活动，此时是安歇睡觉的时候，对应的时间是晚上9点至11点。此时是十二个时辰的最后一个时辰，全身气血流注人体的手少阳三焦经。手少阳三焦经为元气、水谷、水液运行之所。这个时候阴气最重，阳气最弱，气机下降，中医认为"亥时三焦通百脉"，人们应该在晚上10点半之前就上床睡觉，这样百脉得到休养，对身体十分有益。

手少阳三焦经穴位概述

一侧的手少阳三焦经上有23个穴位，左右共46个穴位，其中7个穴位分布于耳面部，余16个穴位分布于手、上臂、前臂及颈部。手少阳三焦经的首穴是关冲穴，末穴是丝竹空穴。其主治头、目、耳、颊、咽喉、胸胁病和热病以及经脉循行经过部位的其他病症。

手少阳三焦经经穴表解

穴 位	部位与取穴法	主治病症
关冲 三焦经井穴	在环指末节尺侧，距指甲根角0.1寸（指寸）	发热汗不出，头痛，中暑，晕厥；耳聋，耳鸣，咽喉肿痛；心烦；手臂痛
液门 三焦经荥穴	在手背部，当第4、5指间，指蹼后缘后方赤白肉际处，握拳取之	头痛，结合膜炎，耳聋，耳鸣，咽喉肿痛，疟疾
中渚 三焦经输穴	在手背部，当环指本节（掌指关节）后方，第4、5掌骨间凹陷处，握拳取之	头痛，发热，咽喉肿痛；耳聋，耳鸣，手臂痛，肩背痛
阳池 三焦经原穴	在腕背横纹中，当指伸肌腱的尺侧缘凹陷处，伏掌取之	腕痛，肩臂痛，疟疾，糖尿病
外关 三焦经络穴 八脉交会穴	在前臂背侧，当阳池与肘尖连线上，腕背横纹上2寸，尺骨与桡骨之间	热病，头痛，目赤肿痛，耳聋，耳鸣，胁肋痛，肩周炎，手指疼痛，上肢麻痹，上肢关节痛
支沟 三焦经经穴	在前臂背侧，当阳池与肘尖连线上，腕背横纹上3寸，尺骨与桡骨之间	耳聋，耳鸣，暴喑，声嘶；便秘；胁肋痛，肩背痛
会宗 三焦经郄穴	在前臂背侧，当腕背横纹上3寸，支沟尺侧、尺骨桡侧缘	耳聋，哮喘，癫痫，上肢痛
三阳络	在前臂背侧，腕背横纹上4寸尺骨与桡骨之间	耳聋，牙痛，失语，臂痛
四渎	在前臂背侧，当阳池与肘尖连线上，肘尖下5寸，尺骨与桡骨之间	暴聋，偏头痛，牙痛，上肢瘫痪，上臂痛；肾炎水肿
天井 三焦经合穴	在上臂外侧，屈肘，当肘尖直上1寸凹陷处	耳聋，偏头痛，瘰疬，胸臂痛，颈肩痛
清冷渊	在上臂外侧，屈肘，当肘尖直上2寸，即天井穴上1寸	头痛，胁痛，肩臂痛，目黄
消泺	在上臂外侧，当清冷渊与臑会连线中点处，当肘尖上5寸	头痛，颈项强痛，肩臂痛
臑会	在上臂外侧，当肘尖与肩髎的连线上，肩髎下3寸、三角肌止点后下缘	臂痛，肩周炎，瘰疬
肩髎	在肩部，肩髃后方，当臂外展时，肩峰后下方凹陷处	肩周炎，上臂痛，上肢瘫痪

穴 位	部位与取穴法	主治病症
天髎	在肩胛部，肩井与曲垣中间，当肩胛骨上角处	肩周炎，颈椎病，落枕
天牖	在侧颈部，当乳突后方直下，在下颌角、胸锁乳突肌后缘	偏头痛，颈椎病，落枕，耳聋，面肿，瘰疬
翳风	在耳垂后方，当乳突与下颌角之间凹陷处	耳聋，耳鸣，牙痛，面瘫，腮腺炎
瘈脉	在头部，耳后乳突中央，当角孙至翳风间，沿耳轮连线的中、下1/3交点处	耳聋，耳鸣，头痛，小儿惊风
颅息	在头部，当角孙至翳风间，沿耳轮连线的上、中1/3交点处，当瘈脉后1寸	头痛，耳聋，耳鸣，耳肿，呕吐，小儿惊风
角孙	在头部，折耳郭向前，当耳尖直上入发际处	偏头痛，耳肿痛，结合膜炎，角膜炎，牙痛，项强
耳门	在面部，当耳屏上切迹的前方，下颌骨髁突后缘，张口凹陷处	耳聋，耳鸣，耳疖，中耳炎，外耳道炎，上牙痛
耳和髎	在头侧部，当鬓发后缘，平耳郭根的前方，颞浅动脉的后缘，当耳门前上方	头重痛，耳鸣，牙关紧急
丝竹空	在面部，当眉梢凹陷处	眼病，偏头痛，面神经炎

❁ 手少阳三焦经要穴解析

☞ 外关穴

外关穴位于腕背横纹上2寸，尺骨与桡骨正中间。其中"外"指外部，"关"指关卡，顾名思义，即为外部的关卡。长期按摩此穴位，可以充实三焦的元气，并能引导元气出纳运化于一身。本穴是手少阳三焦经的络穴，又是八脉交会穴，通于阳维脉，有清热解

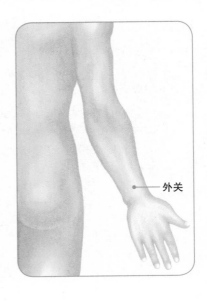

外关

毒，通经活络，解痉止痛之功。发热、肩膀痛、耳鸣的患者可以试试按摩此穴。

☞**支沟穴**

支沟穴位于腕背横纹上3寸，尺骨与桡骨正中间。"支"树枝的分叉也，"沟"沟渠也，意指三焦经气血在此吸热扩散。本穴可清热理气，降逆通便，经常按摩可以改善肩背部和手臂酸痛、指头酸麻、胸胁部酸痛、耳鸣等，并能紧实手臂，改善腹胀、便秘等。秋季燥邪当道，侵袭胃肠道，就会出现大便干结、排出困难，尤其老年人。这时不妨每天睡前摩腹，点按两侧支沟穴。每次5分钟，坚持每天做。预防并缓解秋燥便秘，还可多喝蜂蜜水，少吃油炸、烧烤，可适当多吃木耳、百合、雪梨。防秋燥还可清肺防雾霾。

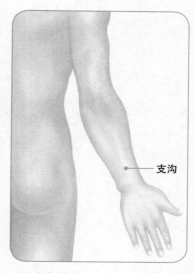

支沟

☞**翳风穴**

翳风穴在耳垂后方，当乳突前下方与下颌角之间的凹陷处，布有耳大神经，深层为面神经干从茎乳突孔穿出处，并有耳后动、静脉，颈外静脉。"翳"指羽扇，延伸为遮挡的意思。翳风就是把风遮挡住。它在耳垂后面，恰恰是最容易感受风邪的一个穴位，治一切风疾，有祛风，扶持阳气的功效。本穴可聪耳通窍、散内泄热，主治耳鸣、耳聋、聤耳、口眼歪

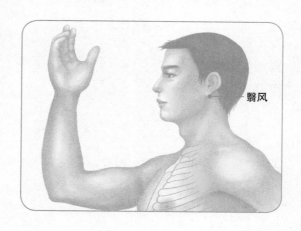

翳风

斜、口噤不开、齿痛、颊肿、瘰疬等。如有颈椎病的患者，可以用艾条灸此穴，每次灸20分钟，可祛除风寒，对于因寒而痛的颈椎病有很好的效果。

☯ 足少阳胆经

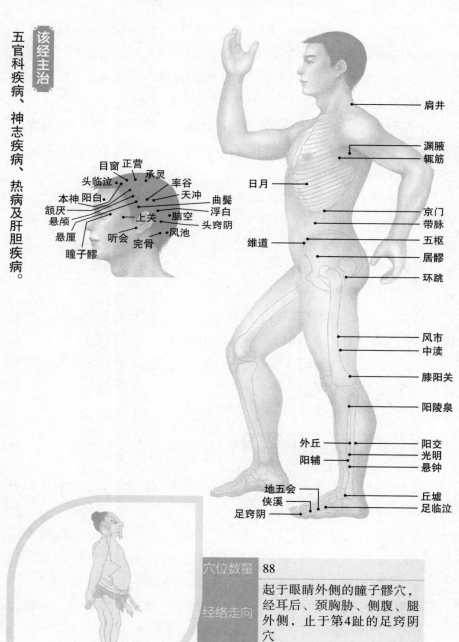

头部穴位图标注：目窗、正营、承灵、率谷、头临泣、阳白、天冲、本神、曲鬓、颔厌、上关、浮白、脑空、头窍阴、悬颅、听会、风池、悬厘、完骨、瞳子髎

身体穴位图标注：肩井、渊腋、辄筋、日月、京门、带脉、五枢、维道、居髎、环跳、风市、中渎、膝阳关、阳陵泉、外丘、阳辅、阳交、光明、悬钟、地五会、侠溪、足窍阴、丘墟、足临泣

穴位数量	88
经络走向	起于眼睛外侧的瞳子髎穴，经耳后、颈胸胁、侧腹、腿外侧，止于第4趾的足窍阴穴
穴位分布	分布于头部、肩颈、侧胸、侧腹、髋及下肢部

足少阳胆经名称含义

先论少阳，《黄帝内经》有"少阳为枢"。枢，现代含义指的是枢机，事物发展的关键，从本义而言指的是门枢，是为了门沿着一定轨道正常运动的关键所在。就人体而言，少阳经是维持人体阳气正常出入、规律运行的关键，将人体阳气运于半表半里之间，可出可入。

足少阳胆经分布在人体躯体的侧面，居中，在下肢部的分布也在身体外侧的中线，均居于中，类似于门枢。阳气的显现与潜藏和有规律的交替运行都有赖于此。

再论胆腑，《黄帝内经》有"凡十一脏取决于胆"的说法。后世医家解释说"十一脏皆赖胆气以为和"，其实也是要突出胆腑具有枢纽的地位。这就与上面所说的"少阳为枢"是吻合的，所以少阳经内属胆腑。另外，又说胆应自然界的春气，俗话说"一年之计在于春"，因而，五脏六腑的机能有赖于胆气的生发。

当然，胆腑主要的作用是贮藏与分泌胆汁，胆汁分泌到小肠，帮助脂肪类食物的消化，因而胆腑还与脾胃的消化能力密切相关。

至于足，显然就是指这条经在人体的四肢来说，循行于下肢，而不是在上肢运行。

足少阳胆经循行路线

足少阳胆经左右各一条，分别起于外眼角的瞳子髎穴，上行至两边额角，沿头侧面下行至耳后，沿颈、肩下行，从腋下沿身体侧面向下循行，下行至腿部外侧中线下行，绕外踝部循行指足背部，止于第4趾和第5趾之间，其中内连分支从缺盆进入到体内和胸中，穿过膈肌，经过肝、胆。另外，在头部还有两个分支。

由此可见，足少阳胆经是通过人体的头、身侧、臀、腿、足各部分，贯通全身的一条非常长的经脉。在头部分布较密集。

足少阳胆经功效及运用

1. 足少阳胆经是治疗"上火"的重要经络

足少阳胆经，少阳对应相火，中医称为"少阳相火"。要明白这个理论，我们先解释一下中医的相火概念。中医认为人体的阳气有两种，一种是相火，另一种是君火。阳气是体内能量，相火是身体能量产生的原材料，君火是身体能量成品。外来的能量不能直接拿来使用，因为火性本身有向上升腾、灼热的特性，需要经过身体内的水中和其升腾、灼热的特性，保留其温暖、明亮的特性，这就成为君火了。而身体内的"水"，则是位于下部的肾，肾属水。因而需要将相火下拉至肾，进行"加工"。中医认为"相火升于手而降于足"，这个足指的就是足少阳胆经，因而足少阳胆经能助相火下拉于肾。对于相火"不安于位"，相火上冲引起的"上火"症状，可从足少阳胆经着手来调治。面色赤红、脾气暴躁、焦虑、心烦、眼睛红赤、三叉神经痛、中耳炎、咽喉肿痛、牙龈肿痛、口臭等症状都可选用足少阳胆经上相应穴位进行调治。

2. 足少阳胆经与脾胃消化机能有关

胆属木，脾胃属土，五行学说认为木能疏土，因而胆的木气有助于使脾土"疏松"。自然界，要使得庄稼收成好，常常要松土，使土壤疏松，有利于透气、透水、营养吸收顺畅。人体也是如此，胆木有利于脾胃消化机能。所以治疗脾胃消化机能不足，运化水液能力下降，引起痰湿停在体内，也可通过激发足少阳胆经的经气来调治。比如，经常捶打足少阳胆经上的风市穴，可以治疗痰湿集聚在大腿引起的大腿粗壮。

3. 肝胆相照，足少阳胆经可调治肝脏相关病症

肝、胆均属五行中的"木"，是同一类别的东西。肝为五脏之一，胆为六腑之一，中医认为五脏为人体的中心，因而胆腑是依附于肝脏的。另外胆腑本身依附在肝叶上，胆汁由肝之余气所化，胆汁分泌到小肠依赖的也是肝的激发力。足厥阴肝经属肝络胆，足少阳胆经属胆络肝，肝胆经直接相连。胆腑可以用来治疗各类肝系病症，肝开窍于目，

眼睛的诸多病变，如结膜炎、夜盲症、白内障、目痛、眼睛干涩酸痛等都可以从足少阳胆经选穴进行治疗。如肝藏魂，肝魂不安稳引起的失眠多梦等都可以从足少阳胆经论治。

4. 胆应春气，激发人体气血、生命力

胆与自然界春天都属于"木气"，春天生机勃勃，胆气通于春，刺激胆经有助于激发人体能量，促进机体气血的化生。近年来，非常流行的"敲胆经"就是利用这个原理。通过敲打腿部外侧的胆经，加快机体的新陈代谢，将身体多余垃圾排出，帮助脾胃消化，有助于气血化生，是人体生命力旺盛。具体做法，双手握空拳，在大腿外侧中线胆经处敲打，由于肌肉比较厚，敲打时要稍重力一些，敲击的频率大约是每秒钟敲打两下，以300下为一组，一天敲打两组到三组就可以了。

足少阳胆经与时辰的关系

早在《黄帝内经》就明确指出"子时，胆经当令"。也就是在每天的晚上11点至凌晨1点，这个时候胆经功能应该最旺盛，气血最充足。子时是一天当中最早的一个时辰，是一天中最黑暗的时候，所以阴气最盛，但从这个时辰往后，天就越来越明亮了，所以古人认为子时是自然界一阳始生的时辰，从此一天的阳气开始生发。由于此时辰是能量开始发生，但毕竟为阴气最盛，因而人体应在阴气最盛的时候进入深度睡眠，帮助体内能量化生。

足少阳胆经穴位概述

一侧的足少阳胆经上分布有44个穴位，左右两条共88个穴位。其中头部穴位分布最多，共有20个穴位，包括发际内16个穴位和脸面部4个穴位。余穴分布于项部、躯体侧面即下肢外侧中线及足部。足少阳胆经首穴为瞳子髎穴，末穴为足窍阴穴。其主治神经系统、消化系统、肝胆方面病症和热性病以及本经脉所经过部位的病症。

足少阳胆经经穴表解

穴　位	部位与取穴法	主治病症
瞳子髎	在面部，目外眦旁，当眶外侧缘处	各种眼病，头痛，面瘫，三叉神经痛
听会	在面部，当耳屏间切迹的前方，下颌骨髁突后缘、张口有凹陷处取之	耳聋，耳鸣，中耳炎，牙痛，颞下颌关节功能紊乱综合征，面瘫
上关	在耳前，下关直上，当颧弓上缘凹陷处	面瘫，耳鸣，耳聋，头痛，牙痛
颔厌	在头部鬓发上，当头维与曲鬓弧形连线的上1/4与下3/4交点处	偏头痛，眩晕，目外眦痛，面瘫，癫痫，耳聋，耳鸣
悬颅	在头部鬓发上，当头维与曲鬓弧形连线的中点处	偏头痛，目外眦痛，面肿，鼻衄，牙痛
悬厘	在头部鬓发上，当头维与曲鬓弧形连线的上3/4与下1/4的交点处	偏头痛，目外眦痛，耳鸣，面肿，牙痛，癫痫，神经衰弱
曲鬓	在头部，当耳前鬓角发际后缘的垂线与耳尖水平线交点处	偏头痛，颈项强痛，牙痛，两颊肿痛，眼病
率谷	在头部，当耳尖直上入发际1.5寸，角孙直上方	偏头痛，眩晕，烦满，呕吐，小儿惊风
天冲	在头部，当耳根后缘直上入发际2寸，率谷后0.5寸处	头痛，牙龈肿痛，癫痫，惊恐
浮白	在头部，当耳后乳突的后上方，天冲与完骨的弧形连线的中1/3与上1/3交点处	头痛，项强，耳聋，耳鸣，牙痛，瘰疬，扁桃体炎
头窍阴	在头部，当耳后乳突的后上方，天冲与完骨的弧形连线的中1/3与下1/3交点处	目痛，头顶痛，眩晕，颈项痛，鼻炎，鼻窦炎，小儿惊风
完骨	在头部，当耳后乳突的后下方凹陷处	头痛，失眠，颈项痛，耳鸣，颊肿，面瘫
本神	在头部，当前发际上0.5寸，神庭旁开3寸，神庭与头维的内2/3与外1/3交点处，当外眦直上入发际0.5寸处	头痛，眩晕，颈项强痛，面瘫；癫痫，中风偏瘫，小儿惊风
阳白	在前额部，两眼平视，当瞳孔直上，眉上1寸	前额痛，各种眼病，面瘫，眩晕

上篇

经穴解密

107

穴 位	部位与取穴法	主治病症
头临泣	在头部，当瞳孔直上入发际0.5寸，神庭与头维连线的中点处	小儿惊风，中风昏迷，头痛，眩晕，眼病
目窗	在头部，当发际上1.5寸，头正中线旁2.25寸（目中线），当头临泣后1寸处	头痛，眩晕，结合膜炎，屈光不正，白内障，牙痛，小儿惊风
正营	在头部，当发际上2.5寸，头正中线旁开2.25寸（目中线），当头临泣后2寸处	头痛，眩晕，牙痛，项强
承灵	在头部，当发际上4.0寸、头正中线旁开2.25寸，（目中线），当正营后1.5寸处	头痛，眩晕，鼻塞，鼻衄
脑空	在头部，当枕外隆凸的上缘外侧，头正中线旁开2.25寸，平脑户	头痛，眩晕，耳鸣，耳聋，鼻病，心悸，癫病，癫痫，颈项痛
风池	在项部，当枕骨之下，与风府相平、胸锁乳突肌与斜方肌上端之间凹陷处	外感发热，头痛，眩晕；眼病，鼻衄，鼻炎，鼻窦炎；失眠，健忘；中风
肩井	在肩上，前直乳中，当大椎与肩峰端连线的中点处	肩周炎，落枕，颈椎病，乳汁分泌不足，乳腺炎，瘰病，难产
渊腋	在侧胸部，举臂，当腋中线上，腋下3寸，第4肋间处	胁痛，腋下肿痛，咳嗽，肩臂痛，胸膜炎，肋间神经痛
辄筋	在侧胸部，渊腋前1寸，平乳头，第4肋间中	吞酸，呕吐，流涎，咳嗽胁痛
日月 胆之募穴	在腹部，当乳头直下，第7肋间前正中线旁开4寸	黄疸，呕逆，吞酸，呕吐，胁肋痛，胃痛，腹胀
京门 肾之募穴	在侧腰部，章门后1.8寸，第12肋骨游离端的下方	腹胀，肠鸣，腹泻，胁痛；尿少，小便不通，腰痛
带脉	在侧腹部，章门下1.8寸，当第11肋骨游离端下方垂线与脐水平线的交点上	月经病，带下，子宫颈炎，子宫内膜炎，子宫脱垂，腰胁痛，疝气
五枢	在侧腹部，当髂前上棘的前方，横平脐下3寸处	子宫脱垂，月经病，带下，小腹痛，疝气，便秘，睾丸痛
维道	在侧腹部，当髂前上棘的前下方，五枢前下0.5寸处	水肿，子宫脱垂，月经不调，带下；呕吐，小腹痛，疝气；腰痛，胁背痛
居髎	在髋部，当髂前上棘与股骨大转子最突点连线的中点处	腰腿痛，瘫痪；睾丸痛，带下，疝痛，下腹痛

穴　位	部位与取穴法	主　治　病　症
环跳	在股外侧部，侧卧屈股，当股骨大转子最突点与骶管裂孔连线的外1/3与中1/3交点处	腰腿痛，瘫痪；脊髓灰质炎后遗症，坐骨神经痛，疝气
风市	在大腿外侧部中线上、当腘横纹上7寸，直立垂手，中指尖所指处	下肢关节痛，偏瘫，脚气，皮肤瘙痒症，荨麻疹
中渎	在大腿外侧，当风市下2寸，或腘横纹上5寸，股外侧肌与股二头肌之间	偏瘫，腰膝酸痛，麻木，脚气，坐骨神经痛
膝阳关	在膝外侧，当阳陵泉上3寸，股骨外上髁上方凹陷处，屈膝取之	膝关节痛，下肢痉挛或瘫痪
阳陵泉 胆经合穴 八会穴（筋会）	在小腿外侧，当腓骨小头下方凹陷处	膝部肿痛，偏瘫，脊髓灰质炎后遗症，脚气，胁痛，黄疸，胆囊炎，小儿惊风
阳交	在小腿外侧，当外踝尖上7寸，腓骨后缘	咽喉肿痛，面肿，胸胁胀痛，腿膝痛，哮喘，精神病
外丘 胆经郄穴	在小腿外侧，当外踝尖上7寸，腓骨前缘，平阳交	颈项痛，胸胁痛，癫痫，小腿外侧痛，腓肠肌痉挛
光明 胆经络穴	在小腿外侧，当外踝尖上5寸，腓骨前缘	眼痛，夜盲，乳房胀痛，下肢麻木疼痛
阳辅 胆经经穴	在小腿外侧，当外踝尖上4寸，腓骨前缘稍前方	偏头痛，头昏，目眩，胸胁痛，腰膝冷痛，全身关节痛
悬钟（绝骨） 八会穴（髓会）	在小腿外侧，当外踝尖上3寸，腓骨前缘	偏瘫，足膝麻木，酸痛，头痛，落枕，颈椎病，胁痛
丘墟 胆经原穴	在外踝前下方，当趾长伸肌腱外侧凹陷处	偏头痛，颈椎病，胸胁痛，腋下肿痛，腰腿痛，转筋，足跟肿痛，疟疾
足临泣 胆经输穴 八脉交会穴	在足背外侧，当足第4趾本节（第4跖趾关节）后方，小趾伸肌腱外侧凹陷处	头痛，眩晕，瘰疬，疟疾，月经不调，乳腺炎，胁痛，足跗肿痛
地五会	在足背外侧，当足第4趾本节（第4跖趾关节）后方，第4、5跖骨之间，小趾伸肌腱内侧缘	头痛，眩晕，耳聋，耳鸣，胁痛，腋痛，腋肿，乳腺炎，腰痛；足趾挛痛
侠溪 胆经荥穴	在足背外侧，当第4、5趾间，趾蹼缘后方赤白肉际处	头痛，眩晕，耳鸣，耳聋，月经不调，胸胁痛，足跗痛

（续表）

穴 位	部位与取穴法	主 治 病 症
足窍阴 胆经井穴	在足第4趾末节外侧，距趾甲根角0.1寸	头痛，眩晕，失眠，结合膜炎，声带麻痹，胁痛，哮喘

足少阳胆经要穴解析

瞳子髎穴

瞳子髎穴位于人体面部，眼外角旁，眼睛外侧1厘米的地方。"瞳子"指的是瞳孔，瞳孔色黑，属于中医眼眶五轮学说中的"水轮"。"髎"指的是孔隙。瞳子髎是足少阳胆经上第一个穴位，它的名称告诉我们，人体头面部的寒湿之气从极小的空隙中向下滴落。所以本穴具有降浊祛湿的功效。此穴靠近眼睛，可以用于改善眼部的血液循环，主要用于治疗一些眼科相关病症，比如目赤肿痛、白内障、青盲、视力减退、

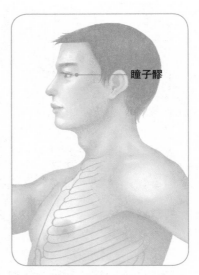

瞳子髎

青少年近视、夜盲症、结膜炎、泪囊炎、视神经萎缩、怕光、老花眼等。另外，对于头部寒湿较重堵塞经脉、血管引起的头痛，三叉神经痛、面神经麻痹，也有很好的治疗效果。我们平时保健的话，可以经常按摩瞳子髎穴，能够改善视力，缓解视疲劳，预防近视、老花眼等。另外，通过按揉此穴改善眼部血液循环，还可以减少鱼尾纹等眼部皱纹。

听会穴

听会穴位于人体面部，耳屏间切迹的前方，大约就在耳朵洞的前方，张口有凹陷的地方，闭口则无。听会穴又被称为听门，顾名思义，该穴与人体听力关系密切。足少阳胆经气血由此穴进入耳部。该穴位可用于治疗一些耳部病症，比如耳鸣、耳聋等。当然，并不是所有耳鸣、

耳聋，听会穴都可以治疗，因为该穴位接受主要是来自瞳子髎穴的寒湿之气，以用于治疗肝火旺盛或虚火旺盛引起的耳鸣耳聋效果比较好。此外，此穴还可以治疗胃火、虚火旺盛引起的牙痛、三叉神经痛等。当然，我们平时保健经常按摩听会穴，确实有助于改善听力。

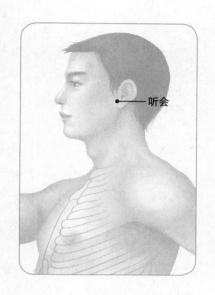

☞阳白穴

阳白穴位于人体面部，瞳孔的直上方，距离眉毛上缘大约2厘米的地方。"阳"代表的是天，一方面阳白穴的位置比较高，在人体的前额部，就像自然界的天一样，属阳。另一方面，是指足少阳胆经的气血输送到此穴的过程中，由于不断吸热，气化膨胀，到达此穴时已经变成干爽的阳气。"白"是指明亮清白，指的是干爽阳气的状态。所以本穴的主要功效在于助阳益气。该穴位对于治疗头疼、眼痛、眼花、眼胀、头昏有一定疗效。长期按压此穴，还可以改善额部气血流通，对于减少额纹、眼周围的细纹有一定效果。

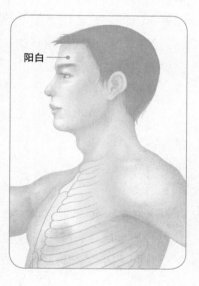

☞风池穴

风池穴位于人体头后部，与耳垂平行，后发际处，两条大筋外缘陷窝中。"风"是指风邪，是一种外在致病因素。这类致病因素容易侵犯头部，所以古人把头痛都称为头风，认为头痛大多数是由于外在风邪所导致的。"池"这个字，怎么理解呢？我们可以先引入一个古人用得比较多的词——城池，来帮助理解。古代的城市周边都有河流环绕，要攻占这

上篇

经穴解密

111

个城市，首先要渡河，这个河就是护城河，也就是"池"。所以风池穴，就是外邪要侵扰头部这个"城市"，首先必须攻占的护城河。它是头部抵御外邪的屏障。这个穴位可以用来治疗外感风寒邪气引起的偏头痛、感冒鼻塞、颈部僵硬、肩膀酸痛，还可以用来治疗落枕。经常按压风池穴还可以用于消除疲劳。

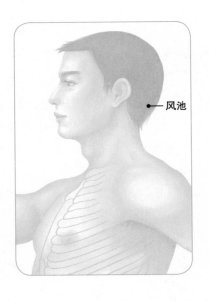

—— 风池

👉 肩井穴

肩井穴位于人体肩部，在大椎穴与肩峰（肩的外侧）连线的中点。大椎穴是督脉上的穴位，位于第7颈椎棘突下。我们低头时，颈椎最突出的那个就是第7颈椎，它下面的凹陷处就是大椎穴。从乳头向上直对肩部的那个位置就是肩井穴。

从名称来看，肩井穴，人体有一口"井"在肩上，肩井穴就是这口井的井口。而这口井的泉眼就是我们足底的涌泉穴，涌泉穴所出的"生命之水"必须经由肩井穴输送全身。打太极等中国传统功夫的人都知道，练拳时要把肩井穴沉落到涌泉穴上，也就是两侧肩井穴与两脚脚心涌泉穴遥遥相对。这时，才能感觉到从足底有一股无形之力贯通周身，这就是充分利用了肩井穴与涌泉穴的关系。

现代人经常伏案工作，或是长时间使用电脑，很容易出现肩颈紧张不适、酸痛。这时可以通过捶打、按揉肩井穴，疏通一下肩膀上的这口"井"，使得气血流通，就能缓解这一情况，还可达到放松全身的作用。可以用左手按揉右侧肩井穴，右手按揉左侧肩井穴。具体操作方法为将食指压在中指上，用中

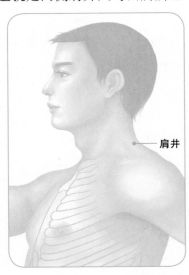

—— 肩井

指指腹按揉肩井穴，每侧按揉5分钟。按揉时用力要均匀，使得局部有酸胀感为宜。

☞**居髎穴**

居髎穴位于人体髋部，股骨大转子与髂前上棘连线的中点。一般取穴的时候，患者应该侧卧。关于居髎穴的名称有两种解释。一种是："居"与倨字相通假，即蹲下的意思。髎即孔隙，凹陷处。居髎穴是人体蹲下时，髋部形成凹陷的地方，这说的是此穴的位置。另一种是："居"即居住、停留，"髎"即孔隙，指的是足少阳胆经气血在居髎穴这一孔隙中停留，水湿渗出。因而本穴具有利湿功效。可以用此穴来治疗水湿停滞于人体下肢而引起的腰腿痹痛，足痿软无力。另外此穴对于瘫痪引起的下肢功能障碍也有一定的效果。

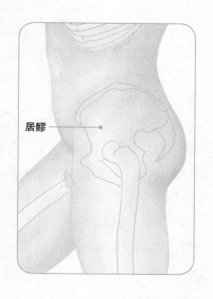

居髎

☞**环跳穴**

环跳穴位于人体髋部，在股骨外侧。患者侧卧屈膝时，股骨大转子最凸点与骶骨裂孔的连线的外1/3与中1/3交点处。"环"为圆环的意思。跳即跳动，形容下肢关节灵活，可以完成环跳动作，因而环跳穴可以治疗下肢关节活动障碍的病症。此外，环跳穴可以用来治疗腰腿疼痛、膝踝肿痛不能转侧、坐骨神经痛等症，还可用来治疗下肢瘫痪。日常保健的话，由于环跳穴处肌肉比较丰厚，所以需要大力捶打，每侧各捶打60下为一次。

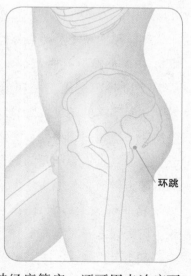

环跳

👉风市穴

风市穴位于下肢大腿的外侧中线上，腘横纹上7寸的地方。简单取穴的话，可直立双手放于身体两侧，自然下垂，中指尖所对之处就是风市穴。风市穴，顾名思义，风的集市。中医认为，风能胜湿，在自然界中，潮湿之处多无风，有风之处多无湿，风可散湿。因此，风市穴可以驱散湿气，用来治疗湿气停滞于下肢引起的腰腿痹痛，下肢沉重麻木、肿胀和湿疹瘙痒等病症。湿气痰浊堆积于腿部引起的下肢湿毒型肥

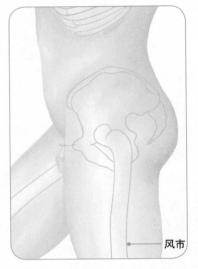

风市

胖，也可以通过捶打或拍打风市穴，祛除水湿痰浊，达到减肥健身的目的。

👉阳陵泉穴

阳陵泉穴位于膝关节外侧。膝盖斜下方有一个高突的骨头，叫作腓骨小头，在腓骨小头稍前的凹陷处就是本穴。"阳"指的是足少阳胆经。"陵"是山陵、土包。"泉"是源源不断的水流。这个名字形容的是随足少阳胆经上扬的脾土物质，与经水均汇聚于此穴。脾土物质形成土包，土包中的水湿气化。阳陵泉穴是足少阳胆经的合穴。足少阳胆经上下的经水物质都汇聚于此穴。因此本穴有明显的健脾祛湿的功效。

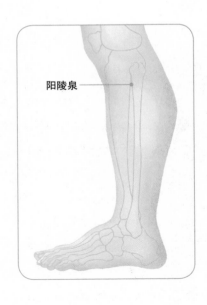

阳陵泉

此穴可以用来治疗水湿邪气引起的腰痛、膝盖疼痛、脚麻痹、膝

关节炎、腰腿疲劳等病症，也可用于治疗下肢瘫痪、坐骨神经痛、踝扭伤、腰扭伤等病症。另外，本穴有很好的健脾作用，可以用来治疗消化功能不足引起的脘腹胀满、疼痛、胃炎、胃溃疡等病症。

☞足光明穴

足光明穴位于小腿的外侧，足外踝上5寸的地方。"足"代表的是足经，也是指本穴位于足部。"光明"即明亮的意思。说明本穴与人的视力有密切关系。那为什么一个位于足部的足少阳胆经的穴位与人眼的视力有关呢？原来足光明穴是足少阳胆经的络穴，足少阳胆经是属胆络肝的，因此作为足少阳胆经络穴的足光明穴能够联络肝胆气血。此穴有部分气血要进入足厥阴肝经。中医认为肝开窍于目，眼睛的视力有赖于肝血的濡养。足光明穴可以用来治疗白内障、视物模糊、夜盲、目痛等病症。

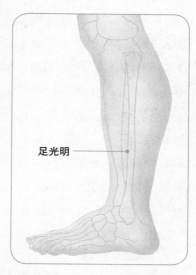

足光明

☞悬钟穴

悬钟穴位于小腿的外侧，足外踝上3寸的地方。"悬"就是悬挂的意思，"钟"通假踵字，即足跟。悬钟穴位于足跟的上部，好像足跟挂在此穴的下方，故名悬钟。悬钟又名髓会，它和骨、髓都关系密切，对与骨和髓有关的疾病都有治疗作用。悬钟穴对于颈项僵硬的颈椎病、四肢关节酸痛、半身不遂、筋骨挛痛、跟骨痛、附骨疽等骨骼系统病症有很好的治疗作用。由于骨髓有造血功能，悬钟穴是治疗红细胞减少

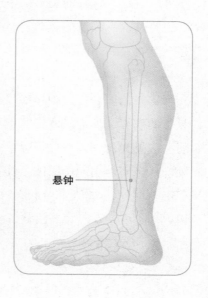

悬钟

引起的贫血的常用穴。

丘墟穴

丘墟穴位于足外踝的前下方，当趾
长伸肌腱的外侧凹陷处。"丘"是指土
丘、土堆。"墟"是指废墟。在足少阳
胆经的风气作用下，将脾土物质刮走，
类似于自然界，风吹土扬，留下一片废
墟。此穴为人体足少阳胆经的原穴，为
足少阳胆经机能的生发之源。本穴可疏
肝利胆，用来治疗胆囊炎、胆绞痛、胆
结石等病症。丘墟穴可以用于治疗各种
炎症，如咽喉炎、牙痛发炎、眼睛红肿
发炎、腋窝淋巴结炎等病症。

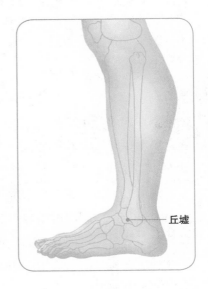

丘墟

足临泣穴

足临泣穴位于足背外侧，在第4和
第5足骨夹缝中，小趾伸肌腱的外侧凹
陷处。"足"代表的是本穴位于足部。
"临"是上下相对的。本穴与头临泣穴
是上下相对的。"泣"指眼泪。肝开窍
于目，其液在泪，肝胆相表里，因此本
穴与头临泣配合可以用来治疗眼泪分泌
异常的病症，比如结膜炎（也就是红眼
病）、见光流泪以及眼泪分泌不足，目
眶润泽度不够引起的眼睛干涩酸痛的视
疲劳。此外，本穴位于足部，日常按揉
可以用来缓解女性穿高跟鞋引起的足部疲劳酸痛。

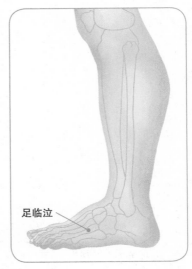

足临泣

☞足窍阴穴

足窍阴穴位于人体的第4趾末节外侧，距趾甲角0.1寸的地方。"窍"指空窍。"阴"指穴内物质为阴性水液。本穴是足少阳胆经体内与体表经脉的交会点。足少阳胆经经水由此穴回流体内的空窍之处。此穴可用于治疗肝胆火上冲引起的突发性耳鸣、耳聋、咽喉肿痛、偏头痛，也可用于治疗肝火旺盛、肝魂不安、引起的多梦等病症。本穴应稍稍重力刺激，大力按切，或是用三棱针放血。

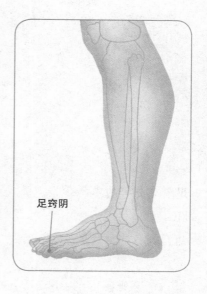

足窍阴

☯ 足厥阴肝经

阴包

曲泉
膝关

中都
蠡沟

中封

行间 太冲
大敦

期门

章门

急脉
阴廉
足五里

阴包

曲泉
膝关

中都
蠡沟

中封

太冲
大敦
行间

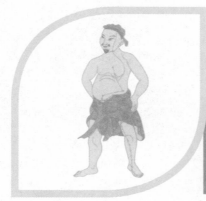

穴位数量	28
经络走向	起于足大趾外侧的大敦穴，经下肢、腹部，止于乳房下方的期门穴
穴位分布	分布于下肢、腹部及胸胁部

足厥阴肝经名称含义

从名称可知，足经代表着这条经脉在四肢走的是足部，它是一条从足走胸腹的经脉。厥阴为阴之阖，阖即是关闭的意思，有受纳阴气以归于内的功能。足厥阴肝经主要关闭封藏的是阴血，肝有藏血的功能，是人体随身携带的自备血库。厥阴也表明它在肢体部位运行在肢体内侧面的中线上，因此足厥阴肝经运行于下肢内侧的中线上。这条经脉属于肝，联络于胆。

足厥阴肝经循行路线

足厥阴肝经左右各一条，起于足大趾的大敦穴，沿足背内侧向上，经过足内踝，沿小腿内前缘前行，至内踝上8寸，与足太阴脾经交叉，行于小腿内侧面中线，上行至膝关节内侧，沿大腿内侧面中线上，进入阴毛中，环绕外生殖器，上行至小腹，进入体腔，与肝脏、胆腑相连，向上通过横膈，过横膈，分布于身侧胁肋部，循喉咙上行进入鼻咽部，连接目系，向上经前额到达头顶与督脉交会。有分支在体腔内与肺相连。

足厥阴肝经功效及运用

1. 肝气应春气，代表机体内勃勃生机，敲敲肝经，战胜疲劳

《黄帝内经》中有"肝为罢极之本"的说法。"罢"通假"疲"字，有疲劳的意思。说明肝与机体耐受疲劳的能力密切相关。这本身也是因为肝属木，自然界的春天也属木，二者是一个系统的，所以肝气与春气相通。俗话说"一年之计在于春"，一年之中，春天是最美好的，处处充满生机，处处充满希望，处处充满活力。而肝就相当于身体内的春天系统。中医认为肾掌管身体能量的贮备，是封藏之本；而肝则是将贮备的能量激发出来，为身体所用，表现出勃发的生命力。

这样的认识，还可以从近几年比较流行的一种保健品——酵素的作用看出来。酵素来源于新鲜的蔬菜水果，也就是来源于自然界的植物，

是自然界"木气"的精华。酵素也被称为酶，对生命起到催化作用。若消耗体内的酵素，就会降低身体的整体功能，造成生命力的衰退。由此可见"木气"能够激活生命的活力，而身体内的"木气"——肝系统显然也是这样的。

当一个人气血不足，生命力不旺盛，容易疲劳倦怠时，不妨刺激一下足厥阴肝经，激发肝气，促进生命力旺盛。具体做法是敲击腿部循行的足厥阴肝经。足厥阴肝经位于大腿内侧面，平坐时，一条腿向内弯曲平放在另一条腿上，从大腿根部一直敲打到足部，方向是由上至下，顺着足厥阴肝经循行方向，每侧敲打约5分钟后，左右交换，敲击另一条腿。

2. 肝与人体生殖机能关系密切，足厥阴肝经穴位可用于治疗生殖系统病症

春天，万物复苏，大自然中各种生命的原始欲望也开始苏醒。春天会发情，这是大自然的基本规律。春天是牲畜进行交配的最佳时机。即便是人类这一万物之灵，也逃脱不了这一规律，所以人类的语言文字中才会出现"春心荡漾""思春"这一类让人遐想联翩的表达。这其实是春天的勃勃生机也激发了生物的性欲。而人体内的"春天"显然对于性欲、生殖机能也有很好的激发作用。

足厥阴肝经从脚上起源，循着腿的内侧绕着外生殖器官上行；并沿身体侧面上行，与乳房相连。所以乳房、外生殖器官等性器官都与足厥阴肝经息息相关。肝具有藏血功能，女性的月经、孕育胎儿都与血有关，因此女性生殖机能与肝的关系更加密切。

足厥阴肝经上的穴位可以用来治疗女性乳腺增生、乳腺炎、乳腺纤维瘤、经前乳房胀痛、月经失调、子宫出血、子宫肌瘤、不孕等生殖系统病症；也可以用来治疗男性阳痿、早泄、阳强、疝气、前列腺炎等男科病症。

3. 足厥阴肝经可以管理人体情绪，使人有控制地表达情绪

肝具有类似春天的激发力，但是这种激发是一种温和有控制的激发，就像春天的气候一样温暖和煦。这本身是由于肝脏藏血，血属阴，

具有柔和特性。这种激发力不仅仅表现为激发身体的机能，也表现为能激发我们恰当地表达情绪。当肝这种有控制的激发出现障碍时，无非两类情况：一类是激发力不够，没有办法将情绪表达出来，最突出的是郁怒。什么是郁怒呢？愤怒郁结于内，无法表达于外，指一种郁积的怒气，一种郁积的情绪，久而久之这个人就闷闷不乐、情绪抑郁了。还有一类是失去控制的表达，表达形式过于剧烈，或者是爆发式表达，最突出的是暴怒。凡事易冲动、易激惹、易发怒的人，多数是由于肝血不足，肝的激发失去控制引起的。

在日常生活中，可以通过疏通足厥阴肝经来帮助我们很好地管理自己的情绪。其中足厥阴肝经的原穴——太冲穴就是一个很好的"泄气穴"，能将郁怒消散干净。经常按压推揉足厥阴肝经上的穴位是我们保持心情愉悦，清理情绪垃圾的一个有效窍门。

足厥阴肝经与时辰的关系

一天之中，足厥阴肝经经气最旺的时候是丑时，即凌晨1点至3点。对于足厥阴肝经、肝脏最好的修养就是休息。因为足厥阴肝经为厥阴经，厥阴主阖。所以，尽可能保证在这个时间段处于熟睡阶段，可以使身体更健康。中医认为人在睡眠状态下血归于肝，有助于肝藏血的功能，使得人体肝血充沛，也符合厥阴主阖，阴气收藏的规律。

要想激发足厥阴肝经的能量，还可以选清晨起床的时候。俗话说"一年之计在于春，一日之计在于晨"，早晨相当于一年中的春天。清晨起床的时候，舒展筋脉（筋脉系统属肝，肝在体合筋）或是敲打按摩足厥阴肝经，能使一天都精神抖擞，活力充沛。

足厥阴肝经穴位概述

足厥阴肝经上一共有14个穴位，起于大敦穴，终于期门穴。足厥阴肝经左右对称，所以两条足厥阴肝经上一共是28个穴位。足厥阴肝经可以用于调治肝胆病，妇科、前阴病以及经脉循行部位的其他病症。

足厥阴肝经经穴表解

穴 位	部位与取穴法	主 治 病 症
大敦 肝经井穴 气功意守穴位	在拇趾末节外侧，距趾甲根角0.1寸（指寸）	月经不调，闭经，功能性子宫出血，子宫脱垂，尿路感染，睾丸炎，晕厥，中风，癫痫
行间 肝经荥穴	在足背侧，当第1、2趾间，趾蹼缘后方赤白肉际处	头顶痛，眩晕，高血压，神经症，癫痫，青光眼，月经病，糖尿病，胁痛，尿路感染
太冲 肝经输（原）穴	在足背侧，当第1跖骨间隙后方凹陷处	头顶痛，眩晕，眼病，面瘫，癫痫，精神病，小儿惊风，心痛，胁痛，高血压病，月经病，遗尿，黄疸
中封 肝经经穴	在足背侧，当内踝前，商丘与解溪连线之间，胫骨前肌腱内侧凹陷处	咽痛，肝胆炎症，尿路感染，肾炎，遗精，腹胀，疝气，腰痛，踝关节痛
蠡沟 肝经络穴	在小腿内侧，当内踝尖上5寸，胫骨内侧面的中央	月经不调，带下，阴痒，子宫脱垂，睾丸炎，尿路感染，疝气，下肢酸痛
中都 肝经郄穴	在小腿内侧，当内踝尖上7寸，胫骨内侧面的中央	腹痛，腹泻，疝痛，功能性子宫出血，下肢关节痛
膝关	在小腿内侧，当胫骨内上髁后下方，阴陵泉后1寸，腓肠肌内侧头的上部	膝关节痛，风湿性关节炎、类风湿关节炎，髌软骨炎，咽喉炎
曲泉 肝经合穴	在膝内侧，屈膝，当膝关节内侧面横纹内侧端，股骨内侧髁后缘，半腱肌、半膜肌止端前缘凹陷处	癔病，精神病；月经病，阴痒，子宫脱垂，遗精，阳痿；疝气，膀胱炎；膝关节痛
阴包	在大腿内侧，当股骨内上髁直上4寸，股内侧肌与缝匠肌之间	月经病，遗精；下腹痛，腰痛，遗尿
足五里	在大腿内侧，当气冲直下3寸，大腿根部，耻骨结节下方，长收肌外缘	遗尿，尿闭，尿道炎；遗精，阴痒，阴囊湿疹；小腹胀痛
阴廉	在大腿内侧，当气冲直下2寸，大腿根部，耻骨结节下方，长收肌外缘	股内侧痛，月经病，带下，阴痒，阴部湿疹，遗尿，不孕症
急脉	在耻骨结节的外侧，当气冲外下方腹股沟股动脉搏动处，前正中线旁2.5寸	阴茎痛，子宫脱垂，疝气，股内侧痛，脉管炎

穴　位	部位与取穴法	主治病症
章门 脾之募穴 八会穴（脏会）	在侧腹部，当第11肋游离端下方	腹胀，腹痛，腹泻，肠鸣，呕吐，水肿，肝炎，肋间神经痛，胸膜炎
期门 肝之募穴	在胸部，当乳头直下，第6肋间，前正中线旁开4寸	胸膜炎，肋间神经痛，肝炎，肝硬化，消化不良，胃炎，胃下垂，肠炎

❀ 足厥阴肝经要穴解析

☞大敦穴

　　大敦穴位于足部，足大趾指甲边约2毫米处。"大敦"指的是大树敦。本身肝属木，外应自然界的春天，代表人体内类似自然界春天那样的生机勃发。大敦穴作为足厥阴肝经的起始穴，足厥阴肝经气血从此穴升散、外输，表现出春天气息的生发特性，犹如大树敦在春天绽发出新枝一般。俗话说"一年之计在于春，一日之计在于晨"，不妨每日清早起床的时候，揉按指压一下足厥阴肝经的起始穴——大敦穴，激发一下身

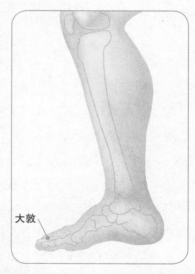

大敦

体内的勃勃生机。它能使得我们一扫困顿，神清气爽、头脑清晰、眼睛明亮。

☞行间穴

　　行间穴位于足部，在第1、第2趾之间相连处后方的赤白肉际处的凹陷中，稍微离大拇趾边缘更近些。"行间"这个名称实际上应该是来描述这个穴位的位置。"行"是流动、离开的意思。"间"是两者之间的意思。该穴位名称是指足厥阴肝经气血在足大趾与足二趾之间流向太冲

穴。行间穴是足厥阴肝经上的火穴，人体内的火是心，因此行间穴可以用来泻心火，治疗口舌糜烂，口腔溃疡或是舌尖红痛，舌尖长泡等症。这种情况下，都可以揉按行间穴，将手少阴心经郁火散出去。

该穴位对于眼科病症有很好的治疗作用。其原理是因为肝开窍于目，行间穴是足厥阴肝经在足部的穴位，这有上病下取的意思。青光眼、眼压比较高，可以选此穴进行治疗。对于青少年的假性近视也可以通过按揉行间穴进行改善治疗。

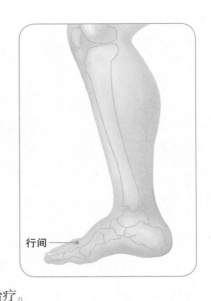

行间

太冲穴

太冲穴位于足背部，第1、第2趾跖骨连接部位之间的凹陷中。取穴的时候，可以用手指沿在足大趾与足二趾之间夹缝向上移动，当感到有动脉搏动的地方就是太冲穴。太冲穴，从名称来看，"太"是大的意思，"冲"是冲射的意思。足厥阴肝经气血在此穴可以急速向外冲射，而且太冲穴又是足厥阴肝经的俞穴，"俞"通"输"，有输出的意思。所以太冲穴是足厥阴肝经上的出气孔，就有些像我们用的压力锅上的排气阀一样。当足厥阴肝经上的能量出现堵塞，也就是中医所说的肝经气滞的情况时，能量堵塞后就会化火，这就是物理学上的典型的动能转化成为热能，表现为肝火旺盛的情况。这时人很容易急躁上火、躁狂焦虑、目赤肿痛、头痛，甚至血压升高，严重的还可引起中风。这时只需要刺激足厥阴肝经上的排气孔——太冲穴，按压或揉按，就能够把肝气肝

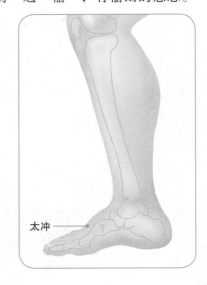

太冲

火消散掉。按压太冲穴，最好配合深呼吸来做，一侧按压3～5分钟，以有酸胀感为原则。另外也可采用揉按的方法，从太冲穴向行间穴方向推揉，一侧推揉3～5分钟。

蠡沟穴

蠡沟穴位于小腿内侧面，足内踝尖上5寸的地方。"蠡"从字形看其原义，"彖"与"双虫"联合起来表示"蛀虫群集在木柱上，像包边那样半包住木柱"。所以"蠡"的原义就是蚁虫啮木。"沟"是水渠，有人认为这里隐晦地指女性阴道。这样说也是有道理的。因为蠡沟穴确实可以用来治疗女性阴道瘙痒、白带异常、月经失常等妇科疾患。

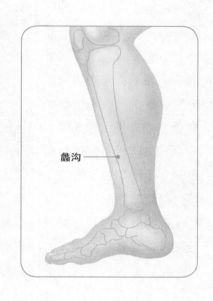

蠡沟

章门穴

章门穴位于侧腹部，这个穴位有个简易取穴的方法：将一只手向上，手心贴在脸上，肘尖所对的地方就是章门穴大概的位置。章门穴是脾的募穴，为脾募集气血能量。中医认为肝主疏泄，促进脾胃运化功能，确实可以通过章门穴的功效得到很好的体现。按摩章门穴可以治疗腹痛、腹胀、肠鸣、泄泻、呕吐、神疲肢倦等肝脾不和、脾胃虚弱的病症。一个女性常用的养生中成药——逍遥丸，它的功效就是疏肝健脾，可以防治抑郁、乳房胀痛等。而章门穴与之功效类似，可谓是我们自身携带的

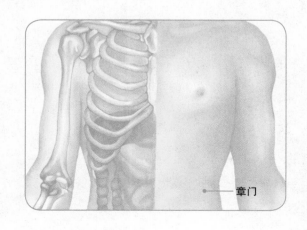

章门

"逍遥丸"。

☞ 期门穴

期门穴位于乳头的正下方，垂直位置对应到第6肋间隙（乳头对应的是第4肋间隙，从乳头往下两个肋间隙就是期门穴的垂直位置），在人体前正中线旁开4寸，左右各一。"期"有期待的意思，"门"是门户的意

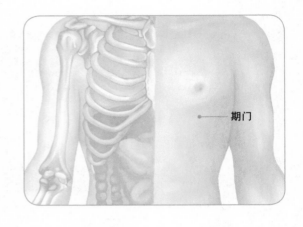

期门

思。期门穴为足厥阴肝经的募穴。内在脏腑能量汇聚于此穴，故期门穴是足厥阴肝经募集脏腑能量气血的门户，故名期门穴。当人体足厥阴肝经能量不足，肝的激发力不够的情况下，中医称其为肝失疏泄，气血运行不畅。期门穴可用于治疗胸胁胀满疼痛、乳房胀痛、情绪不稳定等，也可用于预防和治疗胆囊炎、胆结石等病症。日常保健多用按揉的方法，取坐位或仰卧位，用指腹按于期门穴，顺时针方向按揉2～3分钟，逆时针方向按揉2～3分钟，以局部稍有酸胀感或微微发热为度。

督 脉

该经主治

神经系统、呼吸系统、消化系统、泌尿系统、生殖系统和本经脉所经过部位的疾病。

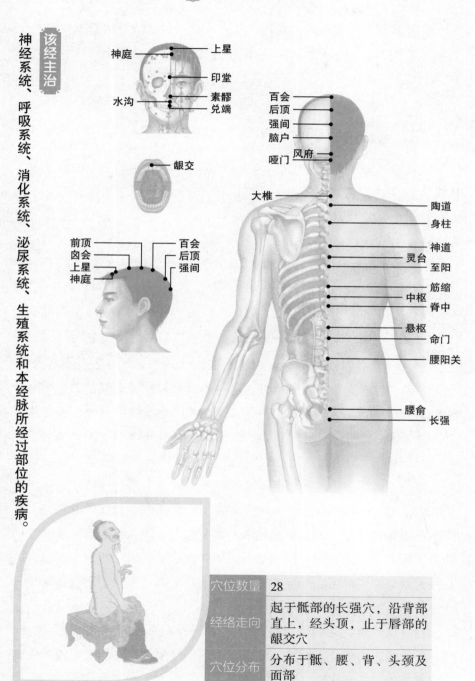

上星
神庭
印堂
水沟
素髎
兑端

龈交

百会
后顶
强间
脑户
哑门　风府

大椎

陶道
身柱

神道
灵台
至阳

筋缩
脊中

悬枢
命门

腰阳关

腰俞　长强

前顶
囟会
上星
神庭
百会
后顶
强间

穴位数量	28
经络走向	起于骶部的长强穴，沿背部直上，经头顶，止于唇部的龈交穴
穴位分布	分布于骶、腰、背、头颈及面部

督脉名称含义

督脉属于人体奇经八脉系统。"督"即总督、统帅的意思。它是全身阳经的统帅，人体手足三阳经都要与督脉相交，交汇于督脉上的大椎穴，手足三阳经将阳气总汇于督脉，受督脉的掌管。

督脉循行路线

督脉是阳经的统帅，所以它行于阳位。人体是背为阳，胸腹为阴，所以督脉主要循行于人体背部。它起源于女性的子宫，男性则起源于精室（睾丸），然后循行于背部正中线，上行至脑，沿前额下行鼻柱，止于鼻唇沟。另外，有重要分支，循行入肾。

督脉功效及运用

1. 督脉是全身阳气交会之处

在中医学中，督脉被称为阳脉之海，也就是说人体经络体系中所有阳经都与督脉交会，受其督管，这也是督脉名称的来源。阳气在全身运行完后会回到督脉，也就是说督脉是阳气的总干线。另外，就身体而言，背部属阳，胸腹为阴。所以统帅一身之阳的督脉行于人体的背部。

青壮年时期，我们的背部总是挺直的，看上去很精神，这也是阳气旺盛的表现。俗话说"树老了干粗叶稀，人老了弯腰弓痟"，年纪大了以后，随着阳气的衰少（《黄帝内经》在2000多年前就告诉我们"人四十，阳气自半"，也就是说健康人到了40岁，体内阳气只有巅峰时期的一半那么多），这时我们的腰背不那么挺直了，到了六七十岁以后，有些人就弯腰驼背了，头部不得挺直，这其实都是督脉中阳气不足，督脉气血不通畅的表现。

所以我们日常要补阳，延缓衰老，保持青春的话就可以利用督脉。

后背晒太阳法，太阳是地球上最大的阳气来源，身体也可以接受这种阳气。传统文化讲究"同气相求"，也就是大家相似程度越高，就越能聚到一起。平时所说的物以类聚，人以群分就是这个意思。而我们的后背为阳，后背正中的督脉为阳脉之海，所以，后背更能得到自然的阳气。一般晒太阳的原则是，最好是户外，在太阳比较温和的时候，比如上午9点之前，下午4点以后。

揉按督脉的方法：中医有"动则生阳"的说法，也就是适度的运动可以促进阳气的产生。所以我们可以通过揉按督脉，使得督脉"运动"生阳。具体方法：如果是成年人则用掌根从颈椎一直揉到尾骨。如果是14岁以下小儿，方向就要相反，应该从尾骨一直揉到颈椎。如果肌肉层比较厚的话，也可用肘部来推揉。

2. 督脉与脊柱

督脉在背部的循行路线就是我们的脊柱，从这个角度来看，我们的脊柱实际上就是督脉的一部分，这也就是古书所说"督脉为通身骨节之主"。脊柱由椎骨构成，内有脊髓，而中医理论告诉我们肾藏精，主骨，生髓，而实际上脊柱就是肾藏精，主骨生髓的体现，督脉则参与并帮助肾完成了主骨生髓的这一功能。

中药当中鹿制品的功效其实应用了这一理论，鹿制品具有温阳作用可以强督脉。古人认为鹿为神兽，鹿睡觉时口鼻对着尾闾，口尾相对，而口、尾，一个是督脉的起点，一个是督脉的终点，所以古人认为鹿具有将督脉贯通之象，因此认为鹿制品具有入督脉，强督脉的功效。临床上鹿茸、鹿血对于强直性脊柱炎确实具有比较好的疗效也充分说明了这一点。

脊柱与督脉关系很密切，脊柱的健康是督脉通畅的关键，能确保督脉的畅通。脊柱歪斜，椎关节错动歪斜、偏离正常解剖位置会引起督脉经气不通，引发各种疾病。大量调查显示，我国中年人群中，97%有脊椎疾病，且呈年轻化趋势，40岁以下的人群中，40%以上的人脊椎有问题。而更令人忧心的是，我国儿童脊柱侧弯症的发病率高达25%以上。脊柱健康，督脉通畅应该引起高度重视。现代人经常伏案工作，使用电脑、手机，身体前倾，导致脊柱督脉不通畅，长时间下来，也会影响身体内的阳气，导致全身阳气衰退，引发出各种疾病。因而保持脊柱位置正常，对于全身健康意义重大。在国外有专门的整脊医学，临床治疗效果很好。从中医理论来看，这其实就是调整督脉。而我们的《黄帝内经》早在2000多年前提出了督脉治病的大法，那就是"督脉生病，治在骨上"。而"骨上"指的就是脊柱，保持脊柱健康，对于督脉功能正常至关重要。

瑜伽中有一个动作，有助于保持脊柱挺直健康，给我们一个挺直的身姿。具体方法是：吸气，十指相交，向上拔身、推掌，同时踮脚掌向上提拔，感觉头顶有一个绳子吊着一样，保持脊柱挺直向上。这有点像古代学霸级境界——"头悬梁"。呼气的同时缓缓向下压掌、落脚跟收功。重复10次，每日早晚各做一组。长期坚持可以使得脊柱挺直、灵活，督脉通畅强健。

另外，对于一些脊柱督脉已经有问题的人，可坚持练习"俯身拱腰松督脉"功法。这一功法对于腰背疼痛、颈椎病、高血压的人有显著益处，且对脊柱病变、背部肌肉病的人有明显的治疗作用。没有病的人练习这一功法对脊柱也有较强的锻炼作用。具体动作是：首先是预备动作揉腕，两手手指在头上交叉，手心向上，两臂伸直上拔，然后两肩两臂放松。交叉的双手向上如托物，在两腕交互沿前、上、后、下的方向划立圆。手腕划立圆时要尽量手向上搜，用肩往上带，拔动颈椎、胸椎、腰椎，而且把整个胸肋都抻动了，做得好能抻到脚跟、脚心和脚趾尖。做这个动作时，肩、臂、肘配合相应的晃动，脊柱由颈椎、腰椎依次随之晃动。简单来说就好比，两手腕作为抽芯旋转带动整个脊柱，甚至是整个躯体旋转。接下来的动作就是俯身拱腰，两手分开，掌心向前，两臂紧贴于双耳，两手带动身体再次上拔，把身体上下各部拉开，头向前倾，臂向前伸，腰背放松，胸、腰部的脊椎骨向后拱突，双臂夹头，脊柱随之卷曲而下。如果腰弯不下去，可以双手往下尽量用力辅助，或是通过收腹帮助下弯。但不可勉强，尽自己最大能力弯下去就可以了。收式上起动作，起身时先从臀部往起翘，从脊柱到头逐节上拱，一节节地向上起，先腰椎，再胸椎，既而颈椎直起，恢复到两大臂贴耳。然后放松一下，整个身体做前后的放松运动，一直放松到脚。通过这样的锻炼，可以达到松动脊柱各椎骨，加强背部肌肉、韧带、筋膜的功能，从而达到锻炼督脉的功效，这也就是传统武术中练气入骨的功法。

3. 督脉与生殖机能，特别是男性生殖机能密切

督脉在循行过程中经过肾，中医讲肾主生殖，且督脉为阳脉之海。男为阳，女为阴，故而督脉与男性生殖功能关联性高。

鹿制品常用于壮阳，提高男性生殖机能。以往在很多清宫剧或是历史小说都能看到，清朝皇帝喜饮鹿血，因为据说喝鹿血能补督脉，壮阳，还能补养气血。野史记载，咸丰帝就特别依赖此物。他专门建了鹿苑，每天都要饮用鹿血，靠鹿血的支撑他才得以维持身体，纵情声色。

如若督脉阳气不足，就可能会影响到生殖机能，出现阳痿，精子稀少或是活性下降，遗精生殖不育等。同样督脉阳气不足也有可能会影响到女性生殖机能。女性虽然属阴，子宫靠阴血滋养，但是同样也需要阳气。督脉阳气不足，就好比冰封大地，冻土当中种子如何能萌芽，所以女子容易出现下腹部冷痛、痛经、宫寒不孕等问题。

4. 督脉与脑关系密切

督脉在循行过程中上络于脑，与脑关系密切。督脉在循行过程中在下经过两肾，在上入脑，所以它是肾与脑相连的桥梁。中医理论认为，肾藏精，精生髓，而脑为髓海，所以脑依赖于肾精化髓填充。督脉中运行着阳气、能量，而身体中的精血也依赖着这股阳气、能量的推动上行去填充滋养髓海。

一旦督脉空虚或者是督脉运行受阻，那么脑就得不到足够肾精滋养髓海不足，就会出现头晕、健忘、耳鸣、耳聋等问题。

可以通过调整督脉治疗髓海不足的各种病症。提高儿童智力发育和预防老年痴呆都可以通过捏脊来达到效果。一些由于督脉阳气不够，脑部供血不足引发的低血压病，也可以通过刺激督脉相关穴位来改善。

督脉穴位概述

督脉上一共有28个穴位，主要分布在人体背部中线上，部分在人体

面部正中线上，首穴为长强穴，末穴为水沟穴。其主治腰肌劳损、椎间盘突出、强直性脊柱炎、颈椎病等脊柱疾病，另外对于脑、神经精神、泌尿生殖系统疾病也有治疗作用。

督脉经穴表解

穴 位	部位与取穴法	主治病症
长强 督脉络穴	在尾骨端下，当尾骨端与肛门连线的中点处	腹泻，便秘，便血，脱肛，痔疮；癫痫，精神病，抽搐，腰骶痛
腰俞	在骶部，当后正中线上，适对骶管裂孔	痔疮，脱肛，便血，月经不调；腰骶痛，下肢麻木、瘫痪
腰阳关	在腰部，当后正中线上，第4腰椎棘突下凹陷处	腰骶痛，坐骨神经痛，下肢麻痹；遗精，阳痿，月经病，盆腔炎；尿路感染
命门 气功意守穴位	在腰部，当后正中线上，第2腰椎棘突下凹陷处	腰脊痛，脊髓灰质炎后遗症，小儿惊风；失眠，阳痿，遗精，早泄，带下；遗尿，尿频，夜尿多，慢性腹泻；诸虚百损
悬枢	在腰部，当后正中线上，第1腰椎棘突下凹陷处	腰背痛，消化不良，肠炎，痢疾，脱肛
脊中	在背部，当后正中线上，第11胸椎棘突下凹陷处	腰脊疼痛，癫痫，黄疸，胃脘痛，腹泻，小儿脱肛，痔疮
中枢	在背部，当后正中线上，第10胸椎棘突下凹陷处	胃痛，呕吐，消化不良，腹胀，腰脊痛
筋缩	在背部，当后正中线上，第9胸椎棘突下凹陷处	腰背痛；胃炎，胃痉挛，溃疡病；神经衰弱，癔病，癫痫，精神病
至阳	在背部，当后正中线上，第7胸椎棘突下凹陷处	胃炎，胃下垂，溃疡病，肝炎；咳喘，胸膜炎；腰背痛，肋间神经痛
灵台	在背部，当后正中线上，第6胸椎棘突下凹陷处	喘咳，支气管炎，胃炎，溃疡病；腰背痛；疔肿，痈疽
神道	在背部，当后正中线上，第5胸椎棘突下凹陷处	神经衰弱，心绞痛，小儿惊风，疟疾，咳嗽，胁痛，肋间神经痛
身柱	在背部，当后正中线上，第3胸椎棘突下凹陷处	心绞痛，神经衰弱，健忘，癔病，精神病；百日咳，喘咳，肩背痛
陶道	在背部，当后正中线上，第1胸椎棘突下凹陷处	外感发热，头项强痛，咳嗽，哮喘；疟疾；癫痫，精神病；类风湿关节炎，脊椎炎；骨蒸劳热
大椎	在颈部，当后正中线上，第7颈椎棘突下凹陷处	外感发热，咳喘，疟疾，癫痫，精神病，小儿惊风，大脑发育不全，脑炎后遗症；贫血；颈椎病

（续表）

穴 位	部位与取穴法	主治病症
哑门	在颈部，当后发际正中直上0.5寸，第1颈椎下	失语，头痛，脑性瘫痪，癔病，精神病，大脑发育不全，脑震荡，脑积水，脑外伤后遗症；咽喉炎、颈椎病；聋哑病
风府	在颈部，当后发际正中直上1寸，枕外隆凸直下，两侧斜方肌之间凹陷处	外感发热，鼻衄，咽喉肿痛；头痛，眩晕，颈椎病；大脑发育不全，脑炎后遗症，脑性瘫痪，癔病，癫痫，精神病，失语
脑户	在头部，当后发际正中直上2.5寸，风府上1.5寸，枕外隆凸的上缘凹陷处	头重，头晕，癔病，癫痫，精神病，失语；高血压病
强间	在头部，当后发际正中直上4寸，脑户上1.5寸	头痛，眩晕，癔病，癫痫，脑震荡后遗症；落枕，颈椎病
后顶	在头部，当后发际正中直上5.5寸，脑户上3寸	头顶痛，眩晕，项强，失眠，癫痫，精神病
百会 气功意守穴位	在头部，当前发际正中直上5寸，或在两耳尖连线中点头顶处取之	头痛，眩晕，中风后遗症，神经衰弱，癔病，癫痫；脱肛，子宫脱垂，痔疮；鼻塞，耳鸣，虚脱
前顶	在头部，当前发际正中直上3.5寸，百会前1.5寸	头痛，头昏，结合膜炎、鼻炎，小儿惊风，癫痫
囟会	在头部，当前发际正中直上2寸，百会前3寸	头痛，眩晕，面肿，鼻炎，鼻衄，嗜睡，小儿惊风，癫痫
上星	在头部，当前发际正中直上1寸	前头痛，眩晕，角膜炎，鼻炎；高血压，脑动脉硬化症，中风，癔病，癫痫，精神病
神庭	在头部，当前发际正中直上0.5寸	头痛，眩晕，结合膜炎，角膜炎，鼻炎，鼻衄，神经症，癫痫，精神病
素髎	在面部，当鼻尖的正中央	鼻塞，鼻疖，虚脱，休克，昏迷，新生儿窒息，低血压
水沟 人中	在面部，当人中沟上1/3与中1/3交点处	虚脱，休克，中暑，昏迷，癔病，癫痫，精神病，小儿惊风；面瘫，面肿；急性腰扭伤
兑端	在面部，当上唇尖端，人中沟下端皮肤与唇红的移行部	癔病，癫痫，精神病；口臭，口腔炎，牙痛，面瘫，糖尿病，尿崩症
龈交	在上唇内，唇系带与上齿龈的相接处	牙龈炎，口腔溃疡，鼻炎，面瘫，痔疮，精神病

督脉要穴解析

长强穴

　　长强穴是督脉上的第一个穴位。此穴位于尾骨处，在尾骨末端与肛门连线的中点。"长强"顾名思义，就是强劲有力，且耐力十足，力量源源不断耐久的意思。督脉起于女性子宫、男性的精室（男性藏精之处，包括睾丸、

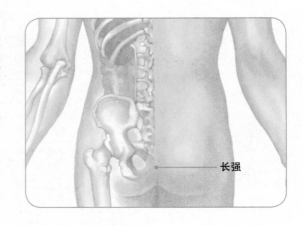

长强

附睾、精囊腺和前列腺等）。从女性子宫出来的气血通过此穴的细小空隙向外输送，这部分气血压力温度都比较高，故而称其为长强。在高温高压的条件下，通过长强穴使得人体下部的气血津液沿着督脉向上运输。

　　如果人体下部正常气血津液上行无力，则可通过刺激长强穴达到改善的目的。比如痔疮，它其实就是下部气血无法正常上行，导致瘀积于下部而形成的。所以长强穴是治疗痔疮的要穴，我们日常可以通过按揉长强穴来达到改善及预防痔疮的效果。具体做法是：俯卧位，让家人双手搓热，揉按长强穴，一般揉按50～100次，感觉微微胀痛发热就可以了。

腰阳关穴

　　腰阳关穴在腰部，人体背部正中线上，第4腰椎棘突下凹陷中。要找这第4腰椎棘突的话，可以先找第2腰椎棘突，它在背部，正对着前面肚脐的突起。从这个突起向下摸到第2个突起就是第4腰椎棘突，而这个突起下面的凹陷就是腰阳关穴。

　　"腰阳关"顾名思义，位于腰部，是阳脉的关卡。督脉运行的气血

津液到此处后，就进行散热吸湿，使得一些秽浊的湿气停留在这里，不再循督脉上行。所以此穴具有化浊除湿的功效，实际上它是督脉这个阳脉之海上祛除水湿的一道关卡。

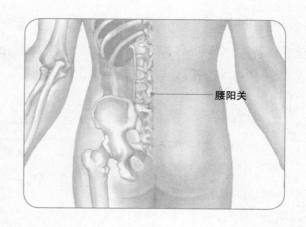

腰阳关

一旦局部秽浊水湿未能祛除，停滞于肌肉则出现腰肌冷痛；停滞于骨骼则出现腰脊、腰骶、腰腿疼痛，风湿性关节炎；影响到神经可以出现坐骨神经痛；影响到盆腔、子宫可以出现慢性盆腔炎、白带增多秽浊、月经不调；湿浊影响男性内生殖系统也可以引起遗精、阳痿等。这时都可以通过刺激腰阳关穴达到治疗改善的效果。可以用艾灸的方法，一般灸10分钟左右一次，一天一次，可连续灸，直到症状消失。

☞命门穴

命门穴是督脉上非常重要的一个穴位。对于整个人体也非常之重要，从名字就可以得知，"命门"为生命之门，是女子的产门、男子的精关，人体生命的根本。它位于人体背部正中线，两肾之间，水平位置与肚脐在一条直线上，即第2腰椎棘突下的凹陷处。

中医认为命门穴为两肾间的动气，也即是说它与肾有密切关系，且在督脉，是肾精气化，化为人体气血，发挥作用之处。经常按摩命门穴，可以补养肾精，防止肾精过度耗散，延缓衰老，延缓更年期。同时能够加强肾主生

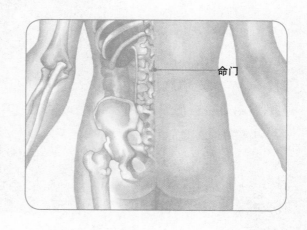

命门

殖的功能，故而有一定催情效果。由于腰为神府，所以刺激命门穴能够治疗肾虚引起的腰酸、腰痛，使腰越来越有劲。具体刺激手法为：使用大拇指指腹按揉命门穴，直到微微发烫为度。

☞ 至阳穴

至阳穴位于背部后正中线上，第7胸椎棘突下凹陷中。实际上要找这个穴位也比较简单，上臂自然下垂，肩胛骨下角对应的水平线与背正中线交叉处就是第7胸椎，它下方凹陷处就是至阳穴。"至"即最，也就是说，此穴内为纯阳之气。

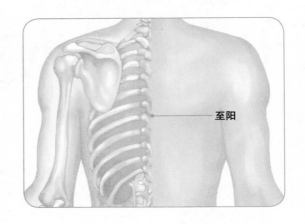

至阳

至阳穴最重要的一个作用就是用于治疗心绞痛。当出现心胸部压榨性疼痛时，可用一个一元钱的硬币的横缘抵住至阳穴，重力下压，一般按压5分钟作用，可在1分钟内起效，缓解疼痛。另外，有冠心病心绞痛病史的患者，每日坚持按压至阳穴，可以起到缓解心绞痛，防止发作的功效。而且，至阳穴如果无故出现疼痛，这也是冠心病心绞痛的一个前兆。

☞ 身柱穴

身柱穴位于第3胸椎棘突下凹陷处。低头时，颈后突起的就是第7颈椎，沿着脊柱往下，下面第3个突起，就是第3胸椎，它下面的凹陷处就是身柱穴。"身柱"就是身体支柱。身柱穴穴位当中

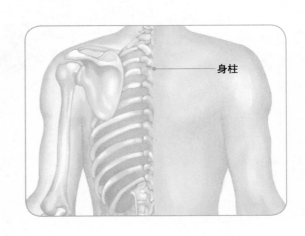

身柱

经气受热膨胀，使得此处督脉膨胀，好比是充气的气球一般，因而能承受重负，故名身柱。

身柱穴对于儿童来说很重要，日本汉方医把该穴称为小儿百病之灸点。该穴能明显提高免疫机能，提高人体抵抗力。由于其靠近肺部，长期坚持灸这个穴位对因免疫力低下而出现反复感冒、哮喘、过敏性鼻炎的小孩有改善或治愈的效果。另外，对于小孩胃口不好，智力发育迟缓，该穴都有很好的治疗与改善作用。用灸法效果较好，可让小孩坐立，家长持艾条温和灸此穴，每次5～10分钟。

大椎穴

大椎位于第7颈椎棘突下凹陷处。第7颈椎就是我们低头时，颈椎高突之处，它下面的凹陷处就是大椎穴。大椎穴是人体手三阳经、足三阳经与督脉交会处，人体内阳经的阳气经由此穴并入督脉，上传头项，故而此穴中阳气饱满，就像大锤一样，故名"大椎"。"椎"就是锤击之器。

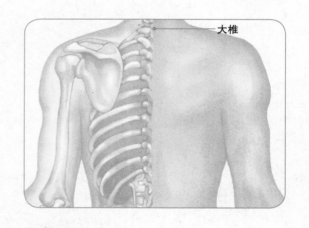

大椎

俗话说，神仙也怕脑后风，颈脖子是风寒邪气最易侵犯的地方。感冒时，常常会感到颈脖子僵硬，此时可以通过刺激大椎穴治疗外感风寒。可通过按揉大椎穴，缓解感冒症状。具体做法是：首先将两手搓热，按压大椎穴，然后用指腹揉搓大椎穴，感到微微发热。颈椎病患者也可通过按揉或艾灸大椎穴以改善颈部督脉气血流通，缓解症状。

百会穴

百会穴位于头顶正上方，两耳尖连线的中点，这是人体最高的一个穴位。百会穴，顾名思义，就是多条经脉交会之处。

由于百会穴是人体最高的一个穴位，所以刺激该穴位，可以治疗一

些升提不及，下降太过的
疾病。比如气血上行不足
引起的低血压、脑缺氧、
缺血，脏器升提力不够引
起的脏器下垂，常见的有
脱肛（直肠下垂）、子宫
下垂等疾病，都可以通过
艾灸百会穴，加强升提力
而改善。此外，经常拍打

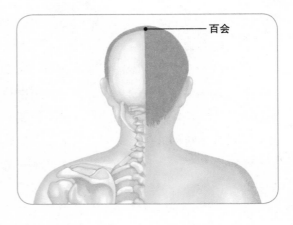

百会

或按揉百会穴，还可促使气血上行，有利于大脑供血，具有开智醒脑，
提高记忆力的作用。

☞ 水沟穴

也许大家对水沟穴很
陌生，但是说起这个穴位
的另一个名称，我想大家
就熟悉了，水沟穴又被称
为人中穴，它位于面部鼻
唇沟上，将鼻唇沟一分为
三，它在上1/3与中1/3交
点处。由于鼻唇沟的形态
很像一条小沟渠，故名水
沟穴。

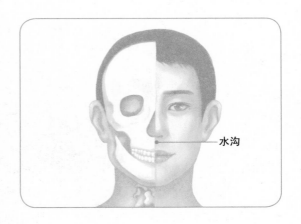

水沟

这是一个急救穴，当人晕厥时，不论是中风、中暑，还是其他什
么原因引起的，均可大力按压水沟穴提升血压，调整呼吸，使人恢复清
醒。一般要重力按压，持续1～3分钟。

☯ 任　脉

该经主治

神经系统、呼吸系统、消化系统、泌尿系统、生殖系统和本经脉所经过部位的疾病。

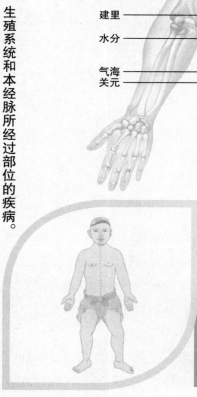

会阴

承浆
廉泉
天突
璇玑
华盖
紫宫
玉堂
膻中
中庭
巨阙
中脘
下脘
神阙
阴交
石门
中极
曲骨

鸠尾
上脘
建里
水分
气海
关元

穴位数量	24
经络走向	起于会阴穴，经腹胸，止于面部的承浆穴
穴位分布	分布于面、颈部、胸腹前正中线上

任脉名称含义

任脉属于人体奇经八脉系统。"任"有两方面的含义，第一个含义是担负、承担的意思。最早这"任"字，在甲骨文中是"壬"字，有担责任的意思，现代汉语中说的"主任"也就是用了这个意思。而任脉在人体内为全身的阴经担责任，是全身阴脉的"主任"。人体手足三阴经都与任脉相交，这点与督脉为全身阳经的统帅是一样的。"任"的第二个含义，与"妊"相通，指妇女的妊娠，因为任脉起于女性子宫（中医称之为女子胞），与女性孕育胎儿的功能密切相关。

任脉循行路线

任脉是阴经的"主任"，所以它行于阴位。人体是背为阳，胸腹为阴，所以任脉主要循行于人体胸腹面。任脉起源于女性的子宫，男性则起源于精室（睾丸），沿腹部正中线上行，经过咽喉部，上行至头面部，环绕口唇，与督脉交会于上唇内的龈交穴。

任脉功效及运用

1. 全身阴经的"主任"，调养人体精血

任脉在循行过程中与十二正经的手三阴经、足三阴经都有交接，被称为"阴脉之海"，能调控人体的阴经，对于阴精、阴血的调养也有非常重要的作用。任脉起于女子的子宫，男子的精室。男女的生殖机能的重要物质基础分别是阴精、阴血，这都与任脉密切相关。只有任脉当中的气血充沛，任脉通畅，才能使得男精女血正常，保证人体生殖机能的正常。如果女性出现月经不调、月经量少、闭经，男性出现排精异常，精子数量活力异常、前列腺疾病等，也可以通过调养任脉达到治疗效果。

任脉在循行过程中经过心胸部，它与心血关系也很密切。任脉通畅能促使体内血液循环顺畅，有利于心行血。经常按摩任脉，可以使人体

血液得到充养，血行得以通畅。一般坚持一段时间按摩任脉，就能明显感觉到面色变得红润而有光泽。这也就是中医所说的"心其华在面"，心血充沛，运行正常，面色自然好。

2. 任脉与女性妊娠关系密切

任脉与女性的孕育胎儿的功能关系很密切。《素问·上古天真论》中探讨女性生殖机能时有这么两句话：女子"二七（十四岁）而天癸至，任脉通，太冲脉盛，月事以时下，故有子"；女子"七七（四十九岁）任脉虚，太冲脉衰少，天癸竭，地道不通，故形坏而无子"。这是说，女性在14岁左右具备生殖能力时，任脉气血通畅是一个必要条件，而到了49岁左右丧失了生殖能力，任脉气血不足也是一个很重要的因素。

细心的女人在自己怀孕的时候会发现身体正在慢慢出现变化：从女性阴部向上，沿前正中线开始会慢慢出现一条中线，随着孕期进展逐渐变黑，且越到后期线条、颜色越明显。这实际上就是女性任脉的色素沉着带，这也是一个非常典型的任脉外显现象，现代医学把它称为"妊娠中线"。这也非常直观地说明了任脉与女性怀孕关系非常密切。现代医学认为，这种妊娠中线的出现与女性孕期身体激素升高有关系。也就是说任脉与女性身体激素水平有关。这也说明任脉对于保证女性生殖和孕育胎儿的功能正常非常关键的作用。

3. 督任相通，调节人身阴阳平衡

任脉为阴脉之海，总任一身阴经；督脉为阳脉之海，总督一身阳经。督脉位于属阳背部的后正中线上，任脉位于属阴的胸腹面的前正中线上。任脉和督脉的起源相同，均起于女性子宫，男性精室，且任脉在唇内的龈交穴与督脉交会，二者在人躯体中心纵截面上形成了一个阴阳相交的环形。在中国传统道家修行、武术修行中把气血在任督二脉通行，称之为通了小周天。经气在任督二脉中运行，先是在督脉先上后下地运行，然后交接到任脉先下后上地运行，再交接于督脉，如此如环无端地循环运行。这类似于中国古代探讨天地气交，形成天地间万事万物的宇宙观。因此人体的经气在任督二脉沟通运行，也有利于体内阴阳和

合，使得身体处在最佳的平衡状态。

在武侠小说中经常读到高人打通任督二脉，当然普通人达不到那般境界。那如何能够利用任督二脉的阴阳调节能力，达到强身健体的目的呢？这里推荐两个简单的方法。

一个是用舌头抵住上颚，使得任脉和督脉在人体上部尽可能接近。督脉的最后一个穴位是上唇内的龈交穴。任脉的最后一个穴位是位于下唇下部的承浆穴。这样就通过舌头，这个"鹊桥"，使得属阳的督脉这一"牛郎"，与属阴的任脉这一"织女"能够相会。所以古人把这一养生动作形象地称作"搭鹊桥"。

除了"搭鹊桥"，另一个是使得任督二脉在人体上部得以沟通，还可以通过"提肛"动作，使得任督二脉在人体的下部进一步沟通。这也是传统中医养生法中所提到的"谷道宜常提"。提肛法最好配合呼吸来进行。吸气的时候，将意念集中于下阴，然后将臀肌紧缩，肛门收缩上提；呼气的时候，肛门放松。吸气的时候最好用鼻腔，呼气的时候则用口，呼吸要尽可能缓慢均匀。通过这种训练有助于经气从任脉上行交接于督脉。经常做以上两种方法可以使得人体健康。

4. 调节人体精神情绪

任脉为阴脉之海，它与人体阴精、阴血的充养关系密切。而中医又有"血者，神气也"的说法，指的是血是人体精神情绪活动的物质基础，就这点现代医学也是认同的。任脉在运行过程中经过心胸，与心血功能关系密切，中医有"心主神明"的说法，说的是人的精神情绪活动是受心掌管的。因而任脉与人体情绪精神的关联度自然就很高。在任脉上有很多穴位，都可以用来调整情绪，比如胸部的膻中穴、巨阙穴就可以用来治疗抑郁、焦虑、神经衰弱、失眠等情志病。传统针灸中提到的，相传战国时名医扁鹊所创的用于治疗癫症（精神疾病）的"十三鬼穴"其中就有任脉上的会阴穴、承浆穴。此两穴分别是任脉的起始穴与终穴。

任脉穴位概述

本经共有24个穴位，分布于人体前正中线，起于会阴穴，止于承浆穴。本经主治腹、胸颈、头面的局部病症及相应的内脏器官病症。本经上的部分腧穴有强壮作用，少数腧穴可治疗神志病。

任脉经穴表解

穴 位	部位与取穴法	主 治 病 症
会阴	男性在阴囊根部与肛门连线的中点；女性在大阴唇后联合与肛门连线的中点	虚脱，昏迷，癫痫；阴道炎，外阴炎，阴痒，月经不调，子宫脱垂；阴茎痛，阴囊湿疹，尿路感染，痔疮
曲骨	在下腹部，当前正中线上，耻骨联合上缘的中点处	遗精，阳痿，阴囊湿疹，尿路感染；月经不调，阴道炎，子宫内膜炎；遗尿
中极 膀胱募穴	在下腹部，前正中线上，当脐中下4寸	尿闭，遗尿，尿路感染；遗精，阳痿，早泄，疝气；月经病，阴痒，不孕症，胎盘滞留
关元 小肠募穴	在下腹部，前正中线上，当脐中下3寸	昏迷，虚脱；遗精，阳痿，早泄，疝气；月经不调，痛经，闭经，功能性子宫出血，子宫内膜炎，阴痒；尿路感染，遗尿，腹痛，腹泻，脱肛
石门 三焦募穴	在下腹部，前正中线上，当脐中下2寸	腹胀，腹痛，腹泻，疝气，水肿，尿路感染；闭经，功能性子宫出血
气海 气功下丹田之一	在下腹部，前正中线上，当脐中下1.5寸	虚脱，休克，失眠，哮喘，腹胀，腹痛，腹泻，呕逆；尿路感染，遗尿；遗精，阳痿，早泄；痛经，月经不调，功能性子宫出血，胃下垂，子宫脱垂；神经衰弱
阴交	在下腹部，前正中线上，当脐中下1寸	脐周痛，腹胀，腹泻；闭经，功能性子宫出血，附件炎，子宫内膜炎，外阴湿疹
神阙 脐中 气功下丹田之一	在腹中部，脐中央	虚脱，休克，腹痛，腹胀，腹泻，脱肛；尿路感染
水分	在上腹部，前正中线上，当脐中上1寸	腹胀，腹痛，腹泻；肾炎水肿，肝硬化腹水

穴位	部位与取穴法	主治病症
下脘	在上腹部，前正中线上，当脐中上2寸	胃痛，呕吐，呕逆，腹胀，腹泻，消化不良，胃下垂
建里	在上腹部，前正中线上，当脐中上3寸	胃炎，消化不良，溃疡病，胃痉挛，胃扩张，胃下垂；肠炎，腹膜炎；水肿
中脘 胃之募穴 八会穴（腑会）	在上腹部，前正中线上，当脐中上4寸	胃炎，溃疡病，胃扩张，胃下垂，消化不良，肠炎，痢疾，便秘，便血，黄疸；哮喘，胁痛，高血压，心悸，失眠，癫痫，精神病
上脘	在上腹部，前正中线上，当脐中上5寸	胃炎，消化不良，呃逆，溃疡病，肠炎、咳嗽，咯血；心绞痛，癫痫
巨阙 心之募穴	在上腹部，前正中线上，当脐中上6寸	心悸，癫痫，精神病，晕厥；胸痛，哮喘；呃逆，腹痛
鸠尾 任脉络穴	在上腹部，前正中线上，当胸剑结合部下1寸	心绞痛，癔病，癫痫；胃炎，胃痉挛，膈肌痉挛，肋间神经痛
中庭	在胸部，当前正中线上，平第5肋间，即胸剑结合部	咳嗽，哮喘，胸闷，胸痛，小儿吐乳，消化不良，贲门痉挛
膻中 心包募穴 八会穴（气会） 气功中丹田	在胸部，当前正中线上，平第4肋间，两乳头连线的中点	咳嗽，哮喘，咯血，肺炎，胸膜炎，肋间神经痛，心绞痛，乳汁不足，乳腺炎
玉堂	在胸部，当前正中线上，平第3肋间	咳嗽，哮喘，胸膜炎，肋间神经痛，小儿吐乳
紫宫	在胸部，当前正中线上，平第2肋间	咽喉肿痛，咳嗽，哮喘，肺结核，胸膜炎，乳腺炎，呕吐
华盖	在胸部，当前正中线上，平第1肋间	咳嗽，哮喘，胸痛，咽喉肿痛
璇玑	在胸部，当前正中线上，天突下1寸，胸骨柄中央	咳嗽，哮喘，胸痛，咽喉肿痛
天突	在颈部，当前正中线上，胸骨上窝中央	咽喉肿痛，声带麻痹，失语；哮喘，咳嗽，呃逆，食管痉挛，胃痉挛
廉泉	在颈部，当前正中线上，喉结上方，舌骨上缘凹陷处	舌炎，舌肌麻痹，失语，声带麻痹，咽喉肿痛，口腔炎，咳嗽
承浆	在面部，当颏唇沟的正中凹陷处	面瘫，面肿，牙病，流涎，失语，牙关紧闭，癫痫

❖ 任脉要穴解析

☞会阴穴

会阴穴位于人体肛门与外生殖器连线中点的凹陷处，它是人体最下部的一个穴位，所以又被称为下极、海底。看到这里，读者肯定会有疑问，这怎么能算是人体最底部的一个穴位呢？还有足部的穴位呢！但实际上古人不是这么认为的。古人以练功时盘坐体位作为标准体位，这时会阴穴接触地面，是人体的底部。而"会阴"这一名称，指的是汇

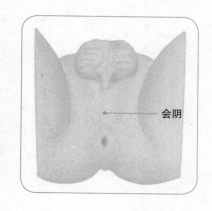

会阴

聚阴气。地为自然界最大的阴，会阴可收地气，由此得名。会阴穴与督脉上的穴正好对应。百会穴是人体最高的一个穴位，接受天气。会阴穴与百会穴均在人体正中的中轴线上，上下对应，阴阳相合。

会阴穴靠近人体外生殖器官，是人体最重要的阴穴。刺激该穴，有助于增强改善人体生殖机能，治疗生殖系统疾病。比如经常按揉会阴穴，可提高性欲和性生活质量。禅密功传人刘汉文先生说："松在会阴。"这也是古人所说的"体酥"境界。通过放松会阴，使人体保持"性感"，而且精神放松，从而使得人能够享受到高质量的性生活。按揉、刺激会阴穴还可以治疗各种生殖系统疾病，比如女性阴痒、月经不调，男性阳痿、早泄、遗精以及前列腺疾病。具体做法，可以在睡前侧卧状态下，上肢蜷缩，将中指指端按会阴穴108下，以局部感到酸痛为佳。

因为会阴穴靠近肛门，所以也可以用于治疗痔疮、便秘等病症。会阴穴还是著名的长寿穴。人体内有五大长寿穴，会阴穴是其中之一。古人探讨养生保命法时说："保命之法，灼艾第一，丹药第二，附子第三。"所以要使得会阴穴达到最佳的保健长寿功效，可以用会阴坐熏灸法，这也与周楣声老先生在《灸绳》中大力推介的肛灸一样。在艾灸时，可将艾灸器放在有一小圆孔的沐浴用小凳子下，然后用被子包围住

裸露的下半身或穿着短内裤，再坐香薰艾灸。灸烟气直接香薰艾灸会阴。目前这种会阴坐熏灸法在韩国非常盛行。

中极穴

中极穴位于腹部，前正中线上，脐下4寸的地方。它是膀胱经的募穴，任脉经气运行至此，其中水湿之气，散热冷缩后进入膀胱经，所以它是膀胱经经气的募集之地，故称为膀胱募。因此此穴可以用来治疗尿频、尿痛、尿

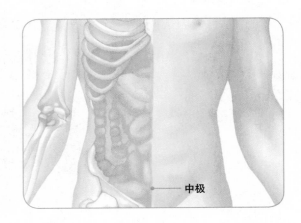

中极

不出等泌尿系统疾病或膀胱炎。由于它位于脐下4寸，其内部就是膀胱与女性子宫、男性前列腺、睾丸等，所以中极穴可以用来治疗男性的阳痿、早泄、遗精、前列腺疾病等，也可以用来治疗女性的痛经、月经不调等病症。平时可以经常用按摩中极穴的方法，来达到保健预防的作用。具体做法是手掌张开，两手重叠，在中极穴顺时针按摩100次，然后逆时针按摩100次，感到局部微微发热为宜。

关元穴

关元穴位于人体下腹部，前正中线上，当脐下3寸（四横指），在中极穴的上方。就名字来看，"关"指的是关卡，关元穴是水湿之气的关卡。当任脉经气运行到这里的时候，其中的水湿之气就不得上行了，所以关元穴有

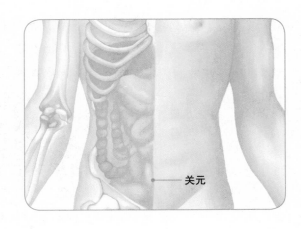

关元

传导任脉水湿的作用。与此同时，此穴还有重新整顿任脉经气的作用。

"元"有元气的意思。关元穴具有培补人体元气的作用。关元穴是任脉上小肠的募穴，小肠在这里募集气血。小肠是人体内食物消化的主要场所，因此关元穴有助于提高小肠消化食物的能力，提高人体对营养物质的吸收能力。

由于关元穴能补养人体的元气，所以关元穴是人体一个非常重要的保健穴、长寿穴。经常艾灸关元穴，可以提高人体御寒能力，治疗老年人元气亏虚引起的肾、膀胱功能下降的小便频、夜尿多等。一般艾灸一周左右，效果就非常明显。如果要达到好的效果，可以采用隔盐灸的方法，因为咸味入肾，可以更好地补养人体的肾气。具体操作方法是仰卧，将少许的盐，当然最好用的是入药的中药——青盐放在关元穴上。然后在盐上面搁上一片生姜（用针在姜片上扎一些孔，以便艾灸的温热气能透过）。再在姜片上放一些艾绒，然后点燃艾绒，这时候热气就能慢慢透进身体。当感到局部皮肤很烫，难以耐受时就可以停止了。艾灸关元穴治疗尿频效果是非常好的，笔者在临床上就碰到一个女性产后尿频的患者，她去到任何一个地方都是先找厕所，最后就是用直接疤痕灸关元穴的方法治愈了。当然这种瘢痕灸，普通读者最好还是在专业医生的指导下完成。如果长期坚持艾灸关元穴，每周2～3次，就可以防止人体元气亏少，自然就能达到保健长寿的效果。这种就用温和灸的方法就可以了。温和灸要做到热而不烫，让热力缓慢透入，使得腹内寒气散去，一般持续20分钟作用，让局部皮肤发热，最好能产生红晕。

关元穴是修道人所称的下丹田。通过现代解剖发现，此穴位在下腹部，与生殖系统有着丰富的神经、血管联系。且实验结果证实此穴位可以激发下腹部的元气，起到补肾填精的功效。修道人称关元穴是人体元气之根，是先天元神所在，根深方能叶茂，灸疗此穴位，可以为身体打好基础，填补下元的亏损。关元穴能补先天肾气，足三里穴能补后天脾胃，两穴共护人体，使气之源生机勃发。

气海穴

气海穴位于人体下腹部，前正中线上，当脐下1.5寸的地方。这个穴位名称一目了然，就是气的海洋。任脉的气血运行到这个地方能够吸热气化膨胀，形成气的海洋。所以此穴的作用是生发阳气，古人有"气海一穴暖全身"的说法，说的也就是这个意思。所以补气、补虚、温阳散寒，艾灸这

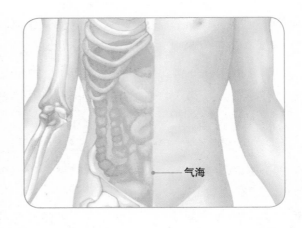

气海

个穴位效果很好。对于先天体质虚弱，病后体虚，产后虚弱，易疲倦、怕冷，这个穴位就是非常好的选择。除了艾灸的方法，也可以采用按摩的方法。顺时针按摩100次，逆时针按摩100次，以局部皮肤微微发热为佳。

☞神阙穴

神阙穴是任脉上一个非常重要的穴位，也非常容易找，就在肚脐眼那儿。"阙"指的是古代宫殿、祠庙和陵墓前的一种高建筑物，是用来刻记官爵、功绩的。所以古人认为神阙穴（就是肚脐眼）是神，上天赐给生命的一个神秘而重要的标记。民国时期《会元针灸学》一书中就认为此穴"脐居正中，如门之阙，神通先天"。

胎儿在妈妈肚子里的时候，就是依靠此处的脐带来提供营养物质，帮助发育的。所以这个穴位也被称为命蒂，就是生命的根蒂，指的就是它是胎儿与母体相连的性命纽带，胎儿在母体中就是依靠它获得氧气的，是先天真息所在。正是由于这一点，在古代道家修行中，神阙穴是非常被重视的。

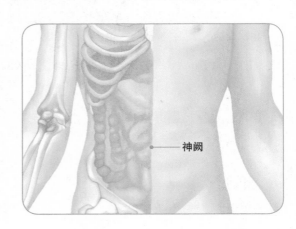

神阙

道家认为神阙穴是先天真息之处，而道家修行真旨就是后天返先天，通过锻炼神阙穴，重新启动胎儿在母体当中的胎息状态。普通人即便达不到如此境界，经常锻炼神阙穴对身体也有益。通常可以采用意守神阙穴的方法，具体来说，先让身体放松，可采用卧位或坐位，微微闭目，尽可能去除一切念头，将意念专注于肚脐，即神阙穴，根据个人情况，每次可进行10～30分钟。人的意念也是属于"神"的范畴，作用于神阙穴，能激发神阙穴化生元气，长期坚持，可以延年益寿，强身健体。

此外，神阙穴位于人体中部，"中"的位置对应的是"中土"——脾胃。而且神阙穴位于人体的腹部，中医有"脾主大腹"的说法。因而，刺激神阙穴能有效地调整人体脾胃功能，可以治疗腹痛、腹泻、急慢性胃痛、胃下垂、顽固性呃逆、功能性消化不良、结肠炎、脱肛等脾胃病症。最好采用艾灸神阙穴的方法，直接可以补养脾胃阳气，增加脾胃功能。肚脐这个位置非常神奇，本身此处皮肤非常薄，没有皮下脂肪，但却是最耐艾灸的位置。一般的穴位，艾灸时间久了，就容易出现发烫的感觉，但艾灸神阙穴，则不容易出现发烫的情况，感到像晒太阳一样暖洋洋，顶多也就觉得痒痒的。因此，神阙穴是非常适合艾灸的穴位，可以每天上午9点到11点，当足太阴脾经经气旺盛时，艾灸神阙穴效果更佳，每次5～15分钟。

👉 水分穴

水分穴位于上腹部，前正中线上，脐上1寸的地方。该穴顾名思义，"水"就是水液，"分"就是分利，水分穴就是将任脉受冷降行的水液进行分流。大部分水液沿任脉向下流散，因此有分流水湿的作用。水分穴可以用

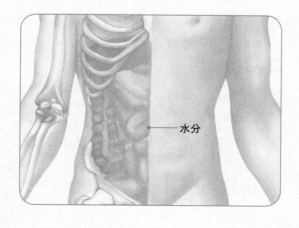

水分

于治疗水湿停滞引起的腹痛、腹胀、肠鸣、腹泻、恶心呕吐、水肿等病

症。水分穴一般可采用按摩或者是艾灸的方法。按摩水分穴采用指腹按压，配合呼吸，呼气时下压，吸气时放松，一般每次5分钟左右。艾灸水分穴，补充水分穴阳气（能量），有助于祛除水湿，不仅可以用来治疗上述的水湿停滞病症和湿毒型肥胖，可以消除眼袋。因为眼袋实际上就是水湿在眼睑处"安营扎寨"。

👉 中脘穴

中脘穴位于腹部前正中线上，肚脐上4寸的地方。"中"是因为任脉上还有上脘穴、下脘穴，中脘穴位于此二穴之间。"脘"指胃脘，本穴的气血直接作用于胃腑，该穴是足阳明胃经的募穴，意味着，胃从这个穴位募集

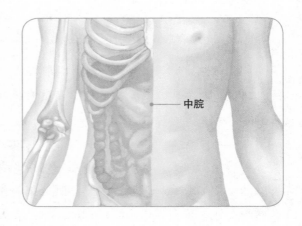

中脘

气血。因此本穴对于胃的疾病极为重要，可以用来治疗胃痛、呕吐、吐酸水、呃逆（打嗝）、便秘、腹泻等一系列病症。可以采用按摩的方法来刺激中脘穴，帮助改善胃腑功能。具体做法，将两手掌合叠，用掌心按住中脘穴，分别进行顺时针、逆时针方向按摩，每次各按摩30～60次。按摩的时候，手掌始终接触着皮肤，按摩要有一定深度，带着皮下的脂肪、肌肉等揉动。不仅仅要感到腹部皮肤发热，而且腹腔内也应有热感。

中脘穴还是腑会穴，中医说"腑会中脘"是六腑精气交会之处。中医的六腑指的是胃、小肠、大肠、胆、三焦、膀胱，因此对于六腑功能失常出现的便秘、腹泻、腹胀、腹痛、黄疸等均有疗效。

👉 巨阙穴

巨阙穴位于胸腹部，人体前正中线上，肚脐上6寸的地方。"巨"是巨大的意思，"阙"通假"缺"字，表示亏缺的意思。这个穴位是人体

胸腹交接处的凹陷部位。
该穴又被称为巨送穴，是
指该穴位将气血输送给手
少阴心经，而且是来多少
送多少，所以该穴又是手
少阴心经的募穴，为手少
阴心经筹募气血。心脏有
问题，有时候会表现出巨
阙穴按压疼痛。该穴可以

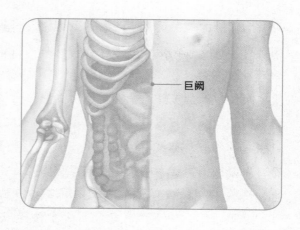

用于治疗胸痛、心痛、心烦、胸满气短等病症。中医所讲的心不仅是血
液循环系统的主要器官，它还主管人体精神意识思维活动，这就是中医
所说的"心主神明"。因而巨阙穴，作为手少阴心经募穴，还可以用来
治疗心慌、健忘、失眠、惊悸、癫狂等精神系统病症。

　　巨阙穴还可以用来治疗心火旺盛引起的口腔溃疡，因为心开窍于
舌，心火会引起口舌溃烂。这种口腔溃疡有这样的特点，舌色偏红，尤
其是舌尖很红，患者有心烦，甚至是失眠等症状。可以通过按摩巨阙
穴，调节心功能，治疗这种口腔溃疡。通过按摩巨阙穴，降心火，一般
每次按摩3～5分钟，一天可多次。此方法很快就能够治愈心火旺盛引起
的口腔溃疡。

👉膻中穴

　　膻中穴位于胸部，人
体前正中线上，两乳头连
线的中点。"膻"指牛羊
膻气，在这里指的是该穴
内气血在此吸热后的热燥
之气。有些像夏天在密闭
的浴室里洗了热水澡，浴
室中弥漫的那种热燥之
气。"中"指穴内。可以

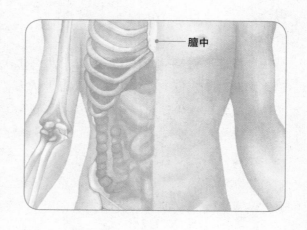

理解为任脉的气血运行到此后，吸热化气胀散，变化热燥之气，就像羊肉带有辛膻气味一样。因为此穴内气血吸收热量气化膨胀明显，所以，此穴也被称为"上气海"，也属于"气会穴"。它是调理体内气运行的重要穴位。经常按揉这个穴位，可以使得全身之气运行顺畅。胸中之气堵塞引起的胸闷，胃气逆向上行引起的恶心、呕吐、打嗝，肝气上行太过引起的易怒，肺气下行力度不够引起的咳嗽气喘都可以按揉膻中穴调整。一般用拇指或者中指指腹按揉膻中，稍稍用力，微微感到痛感为宜，每次可按揉1~3分钟，一天内可多次按揉。

　　由于膻中穴位于两乳之间，经常按揉或艾灸膻中穴，使得胸部气血流通，对于防治一些如乳腺增生等乳腺疾病有一定作用。而且经常按揉，还可刺激乳房发育，有丰胸美体的效果。对于哺乳妇女来说，此穴还有催乳的效果。

☞ 承浆穴

　　承浆穴位于人体面部，下唇下部颏唇沟的正中凹陷处。"承"是接受的意思，这个穴位主要接受的是任脉受冷降行的水液和足阳明胃经上地仓穴传来的气血。由于足阳明胃经为土，所以这部分气血具有"土"的信息。

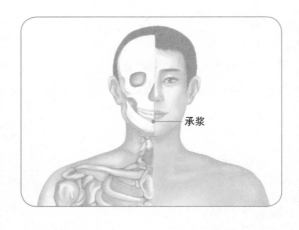

承浆

"浆"在这里就是指的水（来自任脉）与土（来自足阳明胃经）的混合物，因此这个穴位被称为承浆。也有人认为"浆"是指口中涎液，因此刺激承浆穴可以生津止渴。以大拇指指腹稍稍用力压揉承浆穴，口腔内会涌出唾液，秋季经常按揉此穴，可以预防干燥。

　　承浆穴对于女性来说，是个非常重要的美容学，上面我们也提到了它可以刺激津液化生，因此也可以用来润泽皮肤，达到给皮肤补水的效果。另外它与足阳明胃经关系密切，而人体面颊部主要分布的就是足阳明胃经，所以足阳明胃经气血旺盛的话，人的气色就好，因此经常按揉承浆穴可以使得面部润泽，肤色健康。此外，承浆穴还有能使得人体面部肌肉收紧，防止肌肉松弛下垂的作用，对于对抗面部衰老很有效果。经常按揉承浆穴还能达到时下流行的瘦脸效应。

带 脉

腰肌劳损、急性腰扭伤、宫寒不孕、月经失调、痛经、白带异常、疝气等疾病。

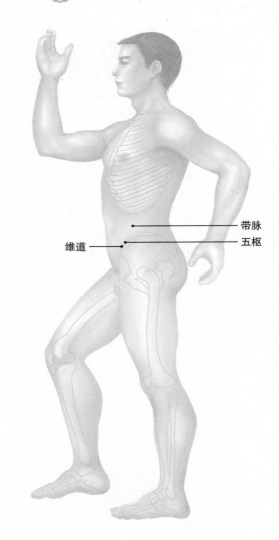

维道

带脉

五枢

穴位数量	6
经络走向	起于季胁，斜向下行到带脉穴、五枢穴、维道穴，横行腰腹，绕身一周
穴位分布	在人体的腰部围一圈

带脉，"带"有皮带的意思，这充分说明了它的循行路线，就像我们系腰带一样，绕肚脐一圈；"带"又有妇女带下的意思，古代妇科医生被称为带下医，这充分说明了它与妇人白带、月经关系密切。

带脉循行路线

人体经脉体系的走向基本上都是纵向的，唯一的例外就是这条带脉，它是横向的。平肚脐水平线，环腰一周。就循行路线来看，它是我们身体内最短的一条经脉。

带脉功效及运用

1. 带脉管理与约束纵行的经脉，使得腹部能量聚集

传统武术、戏剧演员等在练功的时候都要在腰部绑一根束腰带，而其实每个人自身都携带着一根天然的束腰带，这就是带脉。由于人体内其他所有经络的主干部分——经脉，除了带脉外，都是纵行的，唯有一根横行的是带脉。它使得纵行经脉当中运行的能量能够聚拢，不至于逸散，这就好比是橡皮筋能够将我们的头发梳拢，防止发丝四散。另外它位于腰腹部，能够起到调整气息，使得腹部保持一种紧实，有利于腹式呼吸。传统武术师傅使用练功带，也是更有效地帮助自己气沉丹田。在《黄帝内经》中就有"阳密乃固"，通俗地说，一个局部空间只有阳气（能量）的密度比较高，这个空间内的阳气（能量）才不容易逸散。因此带脉有助于人体腹部丹田、气海的能量聚集，而且能充分发挥阳气的固摄作用。

这也是现在日常保健养生中带脉长期被用于减肥，尤其是腰腹部减肥的原理所在。一个人只有带脉功能强健，腹部才能结实。带脉功能强健了，腹部内能量就能聚集，充满了能量，腹部就不寒冷，自然身体也不需要自保地在腹部囤积脂肪。反过来说，一个人如果带脉功能出现问

题，就容易导致腹肌无力松弛，腹部脂肪堆积引起肥胖、腹部寒冷，女性还容易出现小腹冰凉，甚至影响到生殖功能，比如出现痛经、月经不调、宫寒不孕等问题。

那如何能强化带脉的功能呢？最简单的方法就是敲击带脉，在仰卧状态下，两手握空心拳，沿带脉来回敲击50次。当然也可以用捏带脉的方法，手指来回捏住带脉上的赘肉，稍稍用力，可来回捏50次。

经常练习腹式呼吸，在呼气的时候，腹部鼓胀，吸气的时候，腹部紧缩，也可以达到强化带脉的效果。

2. 带脉是天然腰带，具有护腰作用

带脉位于人体的腰腹部，具有护腰的安全带效果。传统武术师傅使用这个练功带也有这个意图，防止在练功的时候出现腰部扭伤。腰部是人体重要的发力部位，这个位置在人体用力过程中也最容易受伤、劳损。而带脉好比是一个安全气囊一样，对腰部具有保护作用。经常按摩带脉有助于防止腰肌劳损，对于腰肌损伤也有很好的康复效果。

此外，平时还可以通过一些扭腰动作来强化带脉的功能，提高其护腰效果。在办公室坐久了，就可以利用几分钟来完成这个动作，不仅增加腰部的力度与灵活度，还能使腰部轻盈，还你一个"小蛮腰"呢！具体动作是这样的，站立，保持腰背挺直，双手自然下垂放于身侧，双脚并拢，双手轻轻握拳，抬起，放于胸前，与地面保持水平，然后向左侧扭腰，身体、脖子也扭向左侧，记住身体的转轴是在腰部，身体与脖子都是跟随着腰部扭动的，然后腰部、身体、脖子回到正中，接上来向右侧扭腰，再回到正中，然后就这样左右交替地扭动腰部，每次完成30～50次。

3. 带脉与女性白带有关

带脉有很好的约束、收涩的能力，它对女性的白带也有很好的约束、收涩力。一旦带脉的功能下降，女性就容易出现白带清稀、量多等问题，女性的白带异常常常与身体内湿气较重有关，因为湿邪容易损伤带脉功能，而且湿性趋下，所以容易出现女性白带绵绵不断等情况。

可以通过艾灸的方法，祛湿强化带脉功能，就好比是将一根"湿腰带"烘干，让它重新发挥它的约束能力。治疗时，将点燃的艾条，与带脉处皮肤垂直，距离以患者觉得温暖舒适，不觉烘烫为宜，来回温和灸10～20分钟。

我们也可以通过食疗的方法，来强化带脉对女性白带的约束力，治疗与预防一些带下疾病。这里介绍一味药食两用的中药——白果。白果就是银杏树的果仁，中医认为它能入带脉，而且本身味涩，具有收涩的作用，可以使得带脉约束、收涩的作用增强，使用它可以明显减少白带量。对于那些带脉功能减退，白带清稀量多的患者来说，白果是非常适合的。平时可以食用白果炖猪肚，白果能加强带脉收涩作用，猪肚能健脾祛湿，对于带下病而言，是非常适合的。需要稍稍注意的是，白果虽好，每次服用量不能过大，每次服用10颗左右即可。

带脉穴位概述

带脉与足少阳胆经相交的穴位一共有3个，分别是带脉、五枢、维道。但这3个穴位都是属于足少阳胆经的，本身带脉所属的穴位没有。带脉主治腰肌劳损、急性腰扭伤、宫寒不孕、月经失调、痛经、白带异常、疝气等疾病。

虽然带脉并没有专属穴位，但由于足少阳胆经上的带脉穴与带脉关系密切，且分布在带脉上，与带脉功能关系密切。

带脉要穴解析

☞带脉穴

带脉穴位于侧腹部，第11肋骨游离端下方垂线与脐水平线的交点上，也在章门穴下1.8寸处。取穴时，通过带脉平肚脐线可以找到此穴的水平坐标，我们则可以通过期门穴找到它的垂直坐标。而找期门穴有一个简易方法，将手臂紧贴身侧垂直向下，屈肘指尖按压同侧锁骨上窝，

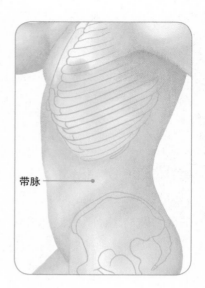

带脉

指尖所对位置就是期门穴，期门穴垂直向下与肚脐线相交处就是带脉穴。

　　带脉穴可以涵盖所有带脉的功效，通过敲打、捏揉、按摩、艾灸带脉穴可以治疗肥胖、腰痛、带下等疾病。

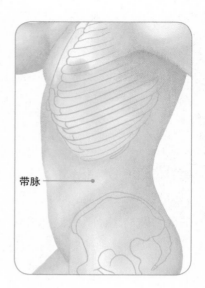

下篇

常见病经络穴位疗法

内科常见病

普通感冒

治疗原则：祛风散寒、解表宣肺

☞针刺

取穴配穴：风池、大椎、列缺、合谷、外关。风寒者加风门、肺俞，风热者加曲池、尺泽。

操作方法：风寒者大椎、风门、肺俞针灸并用，风热者大椎、少商用三棱针点刺出血，余穴常规针刺。

☞温和灸

取穴配穴：列缺、合谷、风池。

操作方法：患者取合适体位，将艾条燃着一端，在所选定之穴位上空熏灸。先测度好距离，至患者感觉局部温热舒适而不灼烫，即固定不动（一般距皮肤约3cm）。每个穴位灸10~15min，以施灸部位出现红晕为度。每日1~2次，一般7~10次为1个疗程。注意对患者眼鼻的保护，防止灼伤。

☞刮痧

取穴配穴：背部督脉、背部膀胱经。

操作方法：力量均匀，患者耐受为宜，刮至皮肤变为红色或紫红色、有痧点出现为度，刮毕让患者饮100~300mL温水，风寒感冒发热偏热饮，风热感冒发热偏温凉饮。

☞ 拔罐

取穴配穴：大椎、风池、合谷、肺俞。

操作方法：风寒感冒，采用单纯拔火罐法，留罐10～15min。风热感冒，采用刺络拔罐法，以三棱针点刺后再拔罐，留罐10～15min，每日1～2次。

☞ 穴位按摩

取穴配穴：迎香、风池、肩井、曲池。

操作方法：按揉迎香至鼻呼吸通畅，风池揉捻1～3min，肩井按揉1～3min，力度宜重，曲池叩压1min。

急性支气管炎

治疗原则：祛风散寒，止咳化痰平喘

☞ 针刺

取穴配穴：肺俞、风门、合谷、鱼际、列缺。

操作方法：肺俞、风门针尖向脊柱方向，施用提插泻法，以针感达胸为度，余穴常规针刺，留针30min。

☞ 温和灸

取穴配穴：合谷、列缺、孔最

操作方法：患者取合适体位，将艾条燃着一端，在所选定之穴位上空熏灸。先测度好距离，至患者感觉局部温热舒适而不灼烫，即固定不动（一般距皮肤约3cm）。每个穴位灸10～15min，以施灸部位出现红晕为度。每日1～2次，一般7～10次为1个疗程。

☞ 刮痧

取穴配穴：颈夹脊、背部膀胱经、胸胁部。

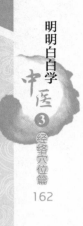

操作方法：力量均匀，患者耐受为宜，刮至皮肤变为红色或紫红色、有痧点出现为度，体质强壮者，可一次取穴较多，出痧量较大。体弱者，见痧即可。如症状较多，可分次交替取穴，以免损伤正气。刮痧每周1次。

☞拔罐

取穴配穴：大椎、肺俞、神阙、风门、身柱。

操作方法：采用单纯拔罐法，留罐10～15min，每日或隔日1次。

☞穴位按摩

取穴配穴：大杼、大椎、风门、肺俞、定喘、风池、身柱、尺泽、合谷、列缺、商阳。

操作方法：上述穴位局部得气后按摩1～3min，以局部有温热感、舒畅感为度。

慢性支气管炎

治疗原则：扶正祛邪，宣肺平喘

☞针刺

取穴配穴：肺俞、合谷、风门、大椎、膻中、太渊、心俞、膈俞、气海、关元。

操作方法：背俞穴不可直刺、深刺，以免伤及内脏，余穴常规针刺，留针30min。

☞温和灸

取穴配穴：合谷、列缺、太渊、足三里

操作方法：患者取合适体位，将艾条燃着一端，在所选定之穴位上空熏灸。先测度好距离，至患者感觉局部温热舒适而不灼烫，即固定不动（一般距皮肤约3cm）。每个穴位灸10～15min，以施灸部位出现红晕为度。每日1~2次，一般7~10次为1个疗程。注意对患者眼鼻的保护，防止灼伤。

☞ **刮痧**

取穴配穴：双侧大杼至肾俞、膻中。

操作方法：按照膀胱经走行的方向从大杼刮至肾俞，采用平补平泻手法，直到皮肤出现痧痕为止。膻中用力要轻。

☞ **拔罐**

取穴配穴：大椎、肺俞、神阙、脾俞、肾俞、足三里。

操作方法：采用单纯拔罐法，留罐10~15min，每日或隔日1次，5次为1个疗程。

☞ **穴位按摩**

取穴配穴：大椎、中府、肺俞、脾俞、肾俞。

操作方法：大椎掌根按压3~5min，中府、肺俞、脾俞、肾俞拇指按揉1min，感觉酸胀为宜。

支气管哮喘

治疗原则：化痰止咳、宣肺平喘

☞ **针刺**

取穴配穴：肺俞、中府、天突、膻中、孔最、定喘、丰隆。

操作方法：背俞穴不可直刺、深刺，以免伤及内脏。严重发作者每日可针治数次，缓解期每隔1~2日治疗1次。

☞ **温和灸**

取穴配穴：太渊、列缺、少商。

操作方法：患者取合适体位，将艾条燃着一端，在所选定之穴位上

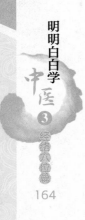

空熏灸。先测度好距离，至患者感觉局部温热舒适而不灼烫，即固定不动（一般距皮肤约3cm）。每个穴位灸10~15min，以施灸部位出现红晕为度。每日1~2次，一般7~10次为1个疗程。注意对患者眼鼻的保护，防止灼伤。

☞ 刮痧

取穴配穴：肺俞、定喘、膻中。

操作方法：刮拭肺俞、定喘时要沿着由上到下的方向进行，以皮肤出现痧痕为度，刮膻中用力须轻。

☞ 拔罐

取穴配穴：大椎、肺俞、膏肓、定喘、膻中、足三里。

操作方法：采用单纯拔罐法，留罐10~15min，大椎可配合针刺拔罐。

☞ 穴位按摩

取穴配穴：天突、定喘、肺俞、膻中、大椎。

操作方法：每穴按揉2~3min。

慢性胃炎

治疗原则：健脾理气，和胃止痛

☞ 针刺

取穴配穴：中脘、内关、期门、不容、足三里。

操作方法：常规针刺，留针30min，平补平泻法，每周3次。

☞ 温和灸

取穴配穴：中脘、足三里、内关。

操作方法：灸中脘时，患者取合适体位，打开灸盒上面的盖子，将一段艾条点燃后固定在灸盒里，然后再把盖子合上，把灸盒固定在需灸部位上。灸足三里和内关时，患者取合适体位，将艾条燃着一端，在所选定之穴位上空熏灸。先测度好距离，至患者感觉局部温热舒适而不灼烫，即固定不动（一般距皮肤约3cm）。每个穴位灸10~15min，以施灸部位出现红晕为度。每日1~2次，一般7~10次为1个疗程。注意对患者眼鼻的保护，防止灼伤。

☞ 刮痧

取穴配穴：双侧膈俞至胃俞、中脘、天枢、足三里。

操作方法：从膈俞至胃俞沿着从上至下的方向进行刮拭，以补法为主。

☞ 拔罐

取穴配穴：中脘、内关、足三里。

操作方法：采用单纯拔罐法，每次先闪罐吸拔5~10次，再留罐10min。

☞ 穴位按摩

取穴配穴：足三里、胃俞、肝俞、脾俞、膈俞、中脘、神阙、巨阙。

操作方法：每穴按揉3~5min。

消化性溃疡

治疗原则：温中和胃降逆，行气止痛

☞ 针刺

取穴配穴：公孙、内关、天枢、中脘、关元、足三里。

操作方法：常规针刺，留针30min，实证用泻法，虚证用补法。若疼痛发作明显时，先针刺足三里，得气后持续行针1~3min，直到痛止或缓解，再针刺其他穴位。治疗期间嘱患者忌食烟酒及辛辣生冷之物，注意调整生活规律，避免熬夜。

☞温和灸

取穴配穴：中脘、足三里、内关。

操作方法：灸中脘时，患者取合适体位，打开灸盒上面的盖子，将一段艾条点燃后固定在灸盒里，然后再把盖子合上，把灸盒固定在需灸部位上。灸足三里和内关时，患者取合适体位，将艾条燃着一端，在所选定之穴位上空熏灸。先测度好距离，至患者感觉局部温热舒适而不灼烫，即固定不动（一般距皮肤约3cm）。每个穴位灸10～15min，以施灸部位出现红晕为度。每日1～2次，一般7～10次为1个疗程。注意对患者眼鼻的保护，防止灼伤。

☞刮痧

取穴配穴：大椎、足三里、梁丘、内关、章门。

操作方法：先刮治大椎舒通督脉，内关可用刮痧板的角端点按。实证手法宜重（泻法），虚证手法要轻缓（补法）。刮痧后让患者喝一大杯热水和手足热浴，以促进全身血液循环，疏通经络。

☞拔罐

取穴配穴：脾俞、胃俞、心俞、膈俞、内关、足三里、梁丘。

操作方法：采用单纯拔罐法，留罐10～15min。

☞穴位按摩

取穴配穴：内关、足三里、梁丘、中脘、脾俞，胃俞、膈俞。

操作方法：每穴按揉3～5min，以感觉酸胀为适宜力度。

急慢性肠炎

治疗原则：行气止痛，温阳止泻

☞针刺

取穴配穴：天枢、脾俞、胃俞、大肠俞、上巨虚、三阴交。

操作方法：常规针刺，留针30min，急性肠炎每日治疗1~2次，慢性肠炎每日或隔日治疗1次。

☞温和灸

取穴配穴：公孙、内关、神阙。

操作方法：患者取合适体位，将艾条燃着一端，在所选定之穴位上空熏灸。先测度好距离，至患者感觉局部温热舒适而不灼烫，即固定不动（一般距皮肤约3cm）。每个穴位灸10~15min，以施灸部位出现红晕为度。每日1~2次，一般7~10次为1个疗程。

☞刮痧

取穴配穴：中脘、天枢、胃俞、脾俞、内关、足三里。

操作方法：以皮肤发红、皮下有瘀血点、痧斑为度。

☞拔罐

取穴配穴：天枢、中脘、脾俞、三焦俞、足三里。

操作方法：采用单纯拔罐法或针刺后拔罐法，留罐10~15min。急性肠炎每日1次，慢性肠炎隔日1次。

☞穴位按摩

取穴配穴：中脘、关元、天枢、神阙、华佗夹脊、风池、足三里、三阴交。

操作方法：华佗夹脊穴采用捏脊法，3~5遍，其余穴位主要采用一指禅揉、推、按手法以及叩击手法。

胃肠功能紊乱

治疗原则：健脾运胃，行气通腑

☞针刺

取穴配穴：内关、合谷、中脘、天枢、足三里、阳陵泉、三阴交、太冲。

操作方法：常规针刺，留针30min，足三里用补法，阳陵泉用泻法，其他穴位均采用平补平泻手法。

☞温和灸

取穴配穴：支沟、合谷、太冲。

操作方法：患者取合适体位，将艾条燃着一端，在所选定之穴位上空熏灸。先测度好距离，至患者感觉局部温热舒适而不灼烫，即固定不动（一般距皮肤约3cm）。每个穴位灸10~15min，以施灸部位出现红晕为度。每日1~2次，一般7~10次为1个疗程。

☞刮痧

取穴配穴：肝俞至胃俞、中脘、关元、梁丘、足三里。

操作方法：先刮拭肝俞至胃俞、关元，以补法为主。

☞拔罐

取穴配穴：中脘、肝俞、胃俞、脾俞、内关、足三里。

操作方法：采用单纯拔罐法，留罐10~15min。

☞穴位按摩

取穴配穴：神阙、合谷、内关、足三里。

操作方法：轻揉神阙周围3~5min，指压合谷、内关、足三里1~2min。

习惯性便秘

治疗原则：健脾益气，润肠通便

☞ 针刺

取穴配穴：天枢、大肠俞、上巨虚、支沟、照海。

操作方法：常规针刺，留针30min，每日1次。

☞ 温和灸

取穴配穴：支沟、足三里、天枢。

操作方法：患者取合适体位，将艾条燃着一端，在所选定之穴位上空熏灸。先测度好距离，至患者感觉局部温热舒适而不灼烫，即固定不动（一般距皮肤约3cm）；或以温灸盒置于所选穴位之上，温热舒服为度。每个穴位灸10~15min，以施灸部位出现红晕为度。1~3日1次。

☞ 刮痧

取穴配穴：支沟、天枢、足三里、上巨虚。

操作方法：支沟向腕部刮拭，天枢向下刮痧，由上而下足三里刮至上巨虚，以皮肤出现痧痕为度。

☞ 拔罐

取穴配穴：神阙、关元、大肠俞、天枢。

操作方法：采用单纯拔罐法，留罐10~15min。

☞ 穴位按摩

取穴配穴：中脘、天枢、大横、上巨虚、肝俞、肾俞、大肠俞。

操作方法：用一指禅推法在中脘、天枢、大横、上巨虚进行按摩，每个穴位大约1min。再用手掌绕脐顺时针按摩腹部3min，按摩腹部的力量以患者能耐受为度。背部腧穴用轻柔的按揉法，每穴约1min。

高血压病

治疗原则：平肝潜阳，补肾益精

针刺

取穴配穴：百会、曲池、合谷、太冲、三阴交。

操作方法：常规针刺，留针30min，采用平补平泻法，早晚各1次。

温和灸

取穴配穴：涌泉、内关、合谷、太冲

操作方法：患者取合适体位，将艾条燃着一端，在所选定之穴位上空熏灸。先测度好距离，至患者感觉局部温热舒适而不灼烫，即固定不动（一般距皮肤约3cm）；或以温灸盒置于所选穴位之上，温热舒服为度。每个穴位灸10～15min，以施灸部位出现红晕为度。每日1～2次，至施灸部位潮红为度。

刮痧

取穴配穴：百会、天柱、曲池、内关、风池、肩井、风市、人迎、太阳、足三里。

操作方法：①头部：由百会向颞部刮至太阳2～3圈，并在百会、风池位各重刮3～5下；②后颈部至肩井；③背部；④肘内侧；⑤肘外侧；⑥大腿外侧；⑦小腿前侧。刮拭手法：一般采用平补平泻或泻法，对体质极弱者采取平补平泻或补法。

拔罐

取穴配穴：肝俞至肾俞。

操作方法：采用梅花针叩刺后走罐法。先用梅花针以中重度刺激从肝俞叩刺至肾俞，叩刺3～5遍后，再按上述顺序行走罐法，至皮肤紫红色为度。隔3日治疗1次。

☞穴位按摩

取穴配穴：合谷、内关、曲池、太阳。

操作方法：合谷点按30次，内关点揉3~5min，曲池按压3min，太阳顺时针方向、逆时针方向各按揉1min。

冠　心　病

治疗原则：调和阴阳，活络止痛

☞针刺

取穴配穴：内关、心俞、神门、太冲、足三里。

操作方法：常规针刺，留针30min。

☞温和灸

取穴配穴：神门、内关、通里。

操作方法：患者取合适体位，将艾条燃着一端，在所选定之穴位上空熏灸。先测度好距离，至患者感觉局部温热舒适而不灼烫，即固定不动（一般距皮肤约3cm）。每个穴位灸10~15min，以施灸部位出现红晕为度。每日1~2次，一般7~10次为1个疗程。

☞刮痧

取穴配穴：心俞、膈俞、膻中、乳根、内关。

操作方法：由上而下对心俞、膈俞进行刮拭，采用补法。膻中、乳根用力宜轻，内关用角端点按即可。

☞拔罐

取穴配穴：天突、膻中、鸠尾、中脘、内关、足三里、心俞。

操作方法：采用单纯拔罐法，留罐10~15min。

下篇　常见病经络穴位疗法

171

☞ **穴位按摩**

取穴配穴：心俞、内关、神门、极泉。

操作方法：心俞叩击2min，内关点按30次，神门揉捏3～5min，极泉按压1min或弹拨3～5min，两侧交替进行。

心 律 失 常

治疗原则：养心安神，祛瘀通络

☞ **针刺**

取穴配穴：内关、心俞、厥阴俞、脾俞、足三里、间使、神门、通里。

操作方法：背俞穴不可直刺、深刺，以免伤及内脏。针刺内关时，行提插捻转手法，先泻后补，余穴常规针刺，留针30min。

☞ **温和灸**

取穴配穴：神门、内关、巨阙。

操作方法：患者取合适体位，将艾条燃着一端，在所选定之穴位上空熏灸。先测度好距离，至患者感觉局部温热舒适而不灼烫，即固定不动（一般距皮肤约3cm）。每个穴位灸10～15min，以施灸部位出现红晕为度。每日1～2次，一般7～10次为1个疗程。

☞ **刮痧**

取穴配穴：心俞至膈俞、内关、神门。

操作方法：由上而下从心俞刮至膈俞，内关、神门向着手肘方向刮拭，以皮肤出现痧痕或呈紫红色为宜。

☞ **拔罐**

取穴配穴：心俞、膈俞、膻中、内关、神门、足三里。

操作方法：采用单纯拔罐法，留罐10～15min。

穴位按摩

取穴配穴：心俞、内关、神门、通里、膻中、曲泽。

操作方法：心俞、内关、膻中、曲泽点按30次，神门、通里揉捏3~5min。

尿潴留

治疗原则：补肾纳气，疏通水道

针刺

取穴配穴：三阴交、中极、膀胱俞、关元。

操作方法：常规针刺，留针30min。中极和关元注意针刺角度，以防刺伤膀胱，引起尿漏。

温和灸

取穴配穴：中极、关元、水道、三阴交。

操作方法：患者取合适体位，将艾条燃着一端，在所选定之穴位上空熏灸。先测度好距离，至患者感觉局部温热舒适而不灼烫，即固定不动（一般距皮肤约3cm）。每个穴位灸10~15min，以施灸部位出现红晕为度。每日1~2次，一般7~10次为1个疗程。

刮痧

取穴配穴：命门、阴陵泉、膀胱俞、中极至关元。

操作方法：刮拭中极至关元时用力要轻。

拔罐

取穴配穴：中极、关元、三阴交。

操作方法：采用留罐法或闪罐法。留罐10~15min，闪罐至局部皮肤充血。

☞穴位按摩

取穴配穴：关元、气海、中极、肾俞、委中、足三里。

操作方法：用手掌顺时针摩腹，重点按揉关元、气海、中极，时间2～3min，再由上而下依次按摩肾俞、委中、足三里，嘱患者放松紧张情绪，以达到尽早排尿的目的。

单纯性肥胖

治疗原则：清热祛湿化痰

☞针刺

取穴配穴：中脘、水分、关元、天枢、大横、曲池、支沟、内庭、丰隆、上巨虚、三阴交、阴陵泉。

操作方法：视患者肥胖程度及取穴部位的不同而比常规刺深0.5～1.5寸。

☞温和灸

取穴配穴：曲池、足三里、上巨虚、丰隆。

操作方法：患者取合适体位，将艾条燃着一端，在所选定之穴位上空熏灸。先测度好距离，至患者感觉局部温热舒适而不灼烫，即固定不动（一般距皮肤约3cm）。每个穴位灸10～15min，以施灸部位出现红晕为度。每日1～2次，一般7～10次为1个疗程。

☞刮痧

取穴配穴：脾俞、肾俞、孔最至列缺、足三里至丰隆。

操作方法：后背的穴位沿着膀胱经的循行由下而上进行刮拭，采用泻法。

☞ **拔罐**

取穴配穴：中脘、关元、天枢、水道、外陵、大横、水分。

操作方法：采用闪罐法，10min左右，直至皮肤潮红。

☞ **穴位按摩**

取穴配穴：足三里、丰隆、天枢、大横、大杼、大肠俞、膈俞、中脘、下脘。

操作方法：用力拿捏天枢、大横10次，以肚脐为中心，双掌以环状按揉腹部30～50圈，从大杼经膈俞至大肠俞从上而下单方向按揉，足三里、丰隆点按至有酸胀痛感为佳。

头 痛

治疗原则：疏经活络、通行气血

☞ **针刺**

取穴配穴：百会、太阳、合谷、风池、阿是穴为主。按疼痛的部位配穴：顶头痛加四神聪、太冲；前额头痛加印堂、上星；偏侧头痛加率谷、外关；后头痛加后顶、天柱。

操作方法：头部腧穴大多应平刺，风池应严格消毒注意针刺的方向和深浅，防止伤及延髓。急性头痛每日治疗1～2次，每次留针30～60min；慢性头痛每日或隔日1次。

☞ **温和灸**

取穴配穴：合谷、太冲、阳溪、四白。

操作方法：患者取合适体位，将艾条燃着一端，在所选定之穴位上空熏灸。先测度好距离，至患者感觉局部温热舒适而不灼烫，即固定不动（一般距皮肤约3cm）。每个穴位灸10～15min，以施灸部位出现红晕为度。每日1～2次，一般7～10次为1个疗程。注意对患者眼鼻的保护，防止灼伤；可滴眼药水以保护眼角膜。

刮痧

取穴配穴：印堂、太阳、百会、头维、合谷、风池、阳陵泉、太冲。外感头痛加列缺，内伤头痛加三阴交、肝俞、肾俞、太溪。

操作方法：先刮主穴，至出现痧痕。再随症选用相应的配穴，沿着由下而上的方向刮拭。

拔罐

取穴配穴：太阳、神庭、风池、大椎。

操作方法：采用针刺后拔罐法，留罐10～15min，每日1次。

穴位按摩

取穴配穴：百会、太阳、太冲、合谷。

操作方法：各穴均用力按揉1min。

周围性面瘫

治疗原则：祛风化痰、益气养血活血

针刺

取穴配穴：主穴取合谷、太冲、血海。风寒入络加列缺、内庭、后溪；气血亏虚加足三里、气海、关元；肝肾阴虚加太溪、三阴交、内关；肝气郁结加行间、阳陵泉、三阴交；风痰阻络加丰隆、太白、内关、中脘。

操作方法：主穴针刺得气后使针感向上放射至面部，配穴用平补平泻手法。

温和灸

取穴配穴：阳白、翳风、地仓、合谷。

操作方法：患者取合适体位，将艾条燃着一端，在所选定之穴位上空熏灸。先测度好距离，至患者感觉局部温热舒适而不灼烫，即固定不动（一般距皮肤约3cm）。每个穴位灸10~15min，以施灸部位出现红晕为度。每日1~2次，一般7~10次为1个疗程。注意对患者眼鼻的保护，防止灼伤；可滴眼药水以保护眼角膜。

☞ 刮痧

取穴配穴：①承浆至听会；②地仓至听会；③人中至听会；④迎香至听会；⑤睛明至耳门；⑥攒竹以下至太阳。

操作方法：按上述顺序的起止点刮痧，脸部刮痧时需注意手法一定要轻柔，不可用力过度。

☞ 拔罐

取穴配穴：阳白、太阳、下关、颧髎、翳风、牵正、大椎、风池。

操作方法：采用刺络拔罐法。每次选3~4穴，用三棱针点刺3~5次，立即用小号罐拔于所选穴位上，留罐5min，隔日1次。

☞ 穴位按摩

取穴配穴：瞳子髎、阳白、水沟、睛明、攒竹、颧髎、四白、地仓、颊车、承浆、丝竹空、翳风。

操作方法：按揉脸部穴位时，力度要适中，以面颊温热红润为宜。

面肌痉挛

治疗原则：祛风止痉

☞ 针刺

取穴配穴：翳风、攒竹、太阳、颧髎、合谷、太冲。

操作方法：先刺合谷、后刺翳风及面部穴，用捻转泻法，面部穴操作手法不宜重。

☞ 温和灸

取穴配穴：翳风、合谷、太冲。

操作方法：患者取合适体位，将艾条燃着一端，在所选定之穴位上空熏灸。先测度好距离，至患者感觉局部温热舒适而不灼烫，即固定不动（一般距皮肤约3cm）。每个穴位灸10～15min，以施灸部位出现红晕为度。每日1～2次，一般7～10次为1个疗程。注意对患者眼鼻的保护，防止灼伤；可滴眼药水以保护眼角膜。

☞ 刮痧

取穴配穴：印堂，患侧攒竹、鱼腰、丝竹空、太阳、四白、听会、听宫、耳门。

操作方法：不可用力过度。

☞ 拔罐

取穴配穴：患侧的太阳、阳白、四白。

操作方法：采用刺络拔罐法。上述穴位用三棱针点刺5～10次，立即用小号罐拔于所选穴位上，留罐5～8min，隔3日1次。

坐骨神经痛

治疗原则：疏筋活络，温经止痛

☞ 针刺

取穴配穴：足太阳经型：环跳、阳陵泉、秩边、承扶、殷门、委中、承山、昆仑。足少阳经型：环跳、阳陵泉、风市、膝阳关、阳辅、悬钟、足临泣。

操作方法：常规操作，用提插捻转泻法，以出现沿腰腿部足太阳经、足少阳经向下放射感为佳。

👉 温和灸

取穴配穴：环跳、阳陵泉、血海、昆仑。

操作方法：患者取合适体位，将艾条燃着一端，在所选定之穴位上空熏灸。先测度好距离，至患者感觉局部温热舒适而不灼烫，即固定不动（一般距皮肤约3cm）。每个穴位灸10~15min，以施灸部位出现红晕为度。每日1~2次，一般7~10次为1个疗程。

👉 刮痧

取穴配穴：阿是穴、肾俞、气海俞、腰3~5夹脊。

操作方法：先对阿是穴、腰3~5夹脊沿着由上而下的方向进行刮拭，再点按肾俞、气海俞。

👉 拔罐

取穴配穴：疼痛区域。

操作方法：采用走罐法，每次走罐至皮肤紫红色为度，然后在疼痛明显处用密排罐法，留罐15min，隔3日1次。

👉 穴位按摩

取穴配穴：环跳、太溪、肾俞、承扶、殷门、委中、承山、昆仑。

操作方法：由肾俞经环跳推至委中，操作5次，按揉肾俞、承扶、殷门、委中、承山、太溪各2min，肘按环跳1min。

慢性疲劳综合征

治疗原则：疏肝理气、养心安神

👉 针刺

取穴配穴：百会、印堂、神门、太溪、太冲、三阴交、足三里。

操作方法：常规针刺，留针30min，每周治疗3次。

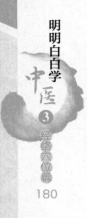

☞ 温和灸

取穴配穴：印堂、神门、太溪。

操作方法：患者取合适体位，将艾条燃着一端，在所选定之穴位上空熏灸。先测度好距离，至患者感觉局部温热舒适而不灼烫，即固定不动（一般距皮肤约3cm）。每个穴位灸10～15min，以施灸部位出现红晕为度。每日1～2次，一般7～10次为1个疗程。

☞ 刮痧

取穴配穴：太阳、天柱至风门、风池至肩井、合谷、内关、曲池、手三里、血海、三阴交、足三里。

操作方法：以局部皮肤出现红晕为度。

☞ 拔罐

取穴配穴：肺俞、心俞、膈俞、肝俞、三焦俞、肾俞、足三里。

操作方法：膀胱经的背部腧穴采用走罐法，至皮肤潮红、充血为度，每回走罐10～20次，足三里留罐10min。

☞ 穴位按摩

取穴配穴：背部督脉、夹脊穴。

操作方法：背部捏脊反复3次，同时指按背部督脉上的穴位和夹脊穴，使局部有热感为度；然后全身按摩，每日1次或隔日1次。

失　眠

治疗原则：宁心安神、交通心肾

☞ 针刺

取穴配穴：神门、内关、百会、安眠。

操作方法：常规针刺，留针30min，以睡前2h，处于安静状态下治疗为佳。

☞温和灸

取穴配穴：合谷、太冲、内关。

操作方法：患者取合适体位，将艾条燃着一端，在所选定之穴位上空熏灸。先测度好距离，至患者感觉局部温热舒适而不灼烫，即固定不动（一般距皮肤约3cm）。每个穴位灸10～15min，以施灸部位出现红晕为度。每日1～2次，一般7～10次为1个疗程。

☞刮痧

取穴配穴：百会、风池、心俞，心脾两虚型加脾俞、厥阴俞、神门、内关及三阴交；心肾不交型加取肾俞、命门俞、关元俞、角孙、头维；肝阳上扰型加用肝俞、太冲、间使。

操作方法：对准选定的穴位顺着一个方向刮，以皮下出现微紫红色或紫黑色斑点、斑块即可。

☞拔罐

取穴配穴：神道、至阳、命门、腰俞、心俞、肝俞、脾俞、肾俞。

操作方法：采用单纯拔罐法，留罐10～15min。

☞穴位按摩

取穴配穴：前发际至后发际、太阳、大陵、三阴交、涌泉。

操作方法：五指张开从前发际至后发际反复拿捏10次，太阳、大陵、三阴交、涌泉各按揉2min。

神经衰弱

治疗原则：平调阴阳，养心安神

☞针刺

取穴配穴：四神聪、百会、神门、足三里。

操作方法：四神聪透百会，针尖均刺向百会穴，得气后均施捻转平补平泻手法，余穴常规针刺，留针30min，每日1次。

☞温和灸

取穴配穴：合谷、太冲、神门。

操作方法：患者取合适体位，将艾条燃着一端，在所选定之穴位上空熏灸。先测度好距离，至患者感觉局部温热舒适而不灼烫，即固定不动（一般距皮肤约3cm）。每个穴位灸10～15min，以施灸部位出现红晕为度。每日1～2次，一般7～10次为1个疗程。

☞刮痧

取穴配穴：神门、膻中、心俞、肾俞。

操作方法：神门点按至皮肤发红为度，膻中、心俞、肾俞刮拭力度宜轻。

☞拔罐

取穴配穴：心俞、关元、内关、风池。

操作方法：虚证用单纯拔罐法，实证用刺络拔罐法。留罐10～15min，每日1次。

☞穴位按摩

取穴配穴：头面部、背部。

操作方法：用手掌在患者上背部（即第1胸椎至第2胸椎两侧）推揉数遍，然后使患者仰卧，从前额至耳前部，用指腹或掌根推揉数遍，用掌根在头顶部分三条线揉推2min。

风湿性关节炎

治疗原则：祛风化湿、散寒止痹痛

☞针刺

取穴配穴：上肢选取大椎、曲池、阳池、合谷；下肢选取阳陵泉、风市、足三里、梁丘、照海、昆仑。病变累及肩关节加肩髃、肩髎；累及肘关节加手三里、尺泽；累及腕关节加阳溪、外关；累及髋关节加环跳、秩边；累及膝关节加膝眼、阳陵泉、膝阳关；累及踝关节加申脉、丘墟。

操作方法：常规针刺，留针30min，每日1次。

☞温和灸

取穴配穴：大椎、支沟、阴陵泉。

操作方法：患者取合适体位，将艾条燃着一端，在所选定之穴位上空熏灸。先测度好距离，至患者感觉局部温热舒适而不灼烫，即固定不动（一般距皮肤约3cm）。每个穴位灸10～15min，以施灸部位出现红晕为度。每日1～2次，一般7～10次为1个疗程。

☞刮痧

取穴配穴：大钟、膝关、外关、肢体疼痛肿胀部位。

操作方法：以穴位或痛点为中心纵向10cm为刮拭区域，平补平泻手法，出现暗红色斑点则止。无肿胀处顺刮，有肿胀处逆刮。

☞拔罐

取穴配穴：大椎、血海、足三里、肩髎、外关、承山、跗阳、委中。

操作方法：足三里用刺络拔罐法，余穴用单纯拔罐法，留罐10～15min。

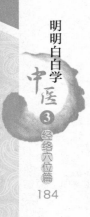
☞穴位按摩

取穴配穴：血海、足三里、太溪、外关、阳池、昆仑、阳陵泉、手三里、合谷。

操作方法：按揉足三里、太溪、昆仑2~3min，同时配合膝关节、踝关节的屈伸运动。余穴点揉至有酸麻感为佳。

慢性肾炎

治疗原则：扶正培本

☞针刺

取穴配穴：关元、中脘、百会、足三里、三阴交、肾俞、复溜、列缺、中极。

操作方法：常规针刺，留针30min，每日1次。

☞温和灸

取穴配穴：太溪、三阴交、足三里。

操作方法：患者取合适体位，将艾条燃着一端，在所选定之穴位上空熏灸。先测度好距离，至患者感觉局部温热舒适而不灼烫，即固定不动（一般距皮肤约3cm）。每个穴位灸10~15min，以施灸部位出现红晕为度。每日1~2次。

☞刮痧

取穴配穴：肾俞、脾俞、中脘、水分、中极、足三里。

操作方法：膀胱经、任脉和胃经分别自上而下自内向外刮擦，30次左右，至局部出现红斑、紫斑。

☞拔罐

取穴配穴：分两组，一为三焦俞、气海俞、大肠俞、足三里，二为肾俞、关元俞、天枢、关元、上髎。

操作方法：采用梅花针叩刺后拔罐法，每次选用1组，交替使用，留罐10~15min，隔日1次。

慢 性 肝 炎

治疗原则：扶正固本

☞**针刺**

取穴配穴：肝俞、肾俞、足三里、阳陵泉、三阴交、太冲。

操作方法：常规针刺，留针30min。

☞**温和灸**

取穴配穴：太冲、行间、期门。

操作方法：患者取合适体位，将艾条燃着一端，在所选定之穴位上空熏灸。先测度好距离，至患者感觉局部温热舒适而不灼烫，即固定不动（一般距皮肤约3cm）。每个穴位灸10~15min，以施灸部位出现红晕为度。每日1~2次。

☞**刮痧**

取穴配穴：至阳至悬枢、膈俞至三焦俞、中脘、期门、章门、日月、阴陵泉、阳陵泉、太冲。

操作方法：刮至皮肤出现痧痕为止，中脘、期门、章门、日月用力宜轻，1周1次。

☞**拔罐**

取穴配穴：肝俞、胆俞、脾俞、肾俞、足三里、三阴交。

操作方法：用单纯拔罐法，留罐10~15min。

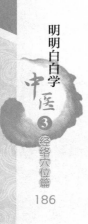

穴位按摩

取穴配穴：中脘、关元、三阴交、足三里、气海、阳陵泉、阴陵泉、太冲。

操作方法：每个穴位3min，每日至少2次。

☯ 骨伤科常见病

膝骨性关节炎

治疗原则：温阳通络，舒经活络止痛

针刺

取穴配穴：内膝眼、犊鼻、阴陵泉、阳陵泉、委中、鹤顶。

操作方法：常规针刺，留针30min，行平补平泻手法，每日1次。

温和灸

取穴配穴：阴陵泉、阳陵泉。

操作方法：患者取合适体位，将艾条燃着一端，在所选定之穴位上空熏灸。先测度好距离，至患者感觉局部温热舒适而不灼烫，即固定不动（一般距皮肤约3cm）。每个穴位灸10～15min，以施灸部位出现红晕为度。每日1～2次，一般7～10次为1个疗程。

温灸盒灸

取穴配穴：血海、梁丘

操作方法：患者取合适体位，打开灸盒上面的盖子，将一段艾条点燃后固定在灸盒里，然后再把盖子合上，把灸盒固定在需灸部位上。因人们对温度的承受度不同，可自行调节，如感觉稍烫时，可通过调节灸盒进气口的大小或在灸盒下垫适当厚度的布，来调节艾灸盒的温度。每次灸15~30 min或艾条燃烧完，灸盒温度降下后，即可取下。每日1~2次，一般7~10次为1个疗程。

☞凤仙花灸

取穴配穴：内膝眼、外膝眼。

操作方法：取新鲜凤仙花瓣2~4片，衬在患处，大小可据穴区所在部位和选用的艾炷大小而定，施灸时，让患者取合适体位，将其放置于穴位所在之处，置大或中等艾炷放在其上，点燃。待患者有局部灼痛感时，应更换艾炷再灸。一般每次灸5壮，以皮肤局部潮红不起泡为度。灸毕可用正红花油涂于施灸部位，一是防皮肤灼伤，二是增强艾灸活血化瘀、散寒止痛功效。每日1~2次，一般7~10次为1个疗程。

☞刮痧

取穴配穴：犊鼻、鹤顶、委中、阴陵泉、阳陵泉、悬钟、髌周阿是穴。

操作方法：刮拭过程中注意压痛点，应先轻后重进行刮拭，以皮肤出现红点或青紫包块为度。

☞拔罐

取穴配穴：阿是穴。

操作方法：采用刺络拔罐法，先用三棱针在痛处点刺放血，血止后再行拔罐，留罐10~15min，每周1次。

☞穴位按摩

取穴配穴：阴陵泉、阳陵泉、内外膝眼、足三里、血海、梁丘、承山、鹤顶、膝阳关、阿是穴。

操作方法：选穴 6~8 个，每日可交替进行。用指腹依次点按、揉按选定穴位，力量深透、力度适宜，以患者局部有酸麻胀感为度，每个穴位按摩 30 次，最后循经敲打患肢 60 次，以局部略有热感为佳。

颈 椎 病

治疗原则：调和气血，通络止痛

☞ 针刺

取穴配穴： 大椎、天柱、后溪、颈椎夹脊。

操作方法： 大椎直刺1～1.5寸，使针感向肩臂部传导，夹脊穴直刺或向颈椎斜刺，施平补平泻法，使针感向肩背、上肢传导，余穴常规针刺，留针30min。

☞ 温和灸

取穴配穴： 颈百劳、后溪、阿是穴。

操作方法： 患者坐位或伏卧位，将艾条燃着一端，在所选定之穴位上空熏灸。先测度好距离，至患者感觉局部温热舒适而不灼烫，即固定不动（一般距皮肤约3cm）。每个穴位灸10～15min，以施灸部位出现红晕为度，一般灸完即可感受到颈部酸痛明显得到缓解。

☞ 温灸盒灸

取穴配穴： 中脘、气海、大杼。

操作方法： 患者取合适体位，打开灸盒上面的盖子，将一段艾条点燃后固定在灸盒里，然后再把盖子合上，把灸盒固定在需灸部位上。因人们对温度的承受度不同，可自行调节，如感觉稍烫时，可通过调节灸盒进气口的大小或在灸盒下垫适当厚度的布，来调节艾灸盒的温度。每次灸15～30 min或艾条燃烧完，灸盒温度降下后，即可取下。每日1～2次，一般7～10次为1个疗程。

☞ 隔姜灸

取穴配穴： 束骨、昆仑。

操作方法： 选新鲜老姜一块，切成厚0.2～0.3cm的姜片，大小可据穴区所在部位和选用的艾炷大小而定，中间用针穿刺数孔。施灸时，让患者取合适体位，将其放置于穴位所在之处，置大或中等艾炷放在其上，点燃。待患者有局部灼痛感时，略略提起姜片，或更换艾炷再灸。一般每次灸5～9壮，以皮肤局部潮红不起泡为度。灸毕可用正红花油涂于施灸部位，一是防皮肤灼伤，二是增强艾灸活血化瘀、散寒止痛功效。每日1～2次，一般7～10次为1个疗程。

☞刮痧

取穴配穴：中渚、大椎至风门。

操作方法：点按中渚时力度宜重，每次持续15s，重复3～5次，顺着经络循行方向刮拭大椎至风门，以皮肤出现痧痕为度。

☞拔罐

取穴配穴：主穴颈部华佗夹脊，配穴大椎、大杼、天宗、肩井、肩贞、肩髎、肩髃、合谷。

操作方法：采用针刺后拔罐法。每次取主穴和3～4个配穴，针刺后留罐10min。

☞穴位按摩

取穴配穴：风池、肩井、天宗、极泉。

操作方法：按揉风池2min，然后从风池拿捏到肩背部，拿捏肩井30次，按压、刮擦颈椎棘突及两侧颈部肌肉，用力按揉天宗2min，使肩胛部感到酸胀温热为宜，拿捏极泉15次。

肩关节周围炎

治疗原则：补益肝肾，舒筋通络

☞针刺

取穴配穴：肩髃、肩贞、肩前、阿是穴、阳陵泉、中渚。

操作方法：肩前、肩贞要把握好针刺角度和方向，切忌向内斜刺、深刺。

☞温和灸

取穴配穴：肩髃、肩贞、肩髎。

操作方法：患者取合适体位，将艾条燃着一端，在所选定之穴位上空熏灸。先测度好距离，至患者感觉局部温热舒适而不灼烫，即固定不动（一般距皮肤约3cm）。每个穴位灸10～15min，以施灸部位出现红晕为度。每日1～2次，一般7～10次为1个疗程。

☞温灸盒灸

取穴配穴：肩外俞、肝俞、肾俞。

操作方法：患者取合适体位，打开灸盒上面的盖子，将一段艾条点燃后固定在灸盒里，然后再把盖子合上，把灸盒固定在需灸部位上。因人们对温度的承受度不同，可自行调节，如感觉稍烫时，可通过调节灸盒进气口的大小或在灸盒下垫适当厚度的布，来调节艾灸盒的温度。每次灸15～30 min或艾条燃烧完，灸盒温度降下后，即可取下。每日1～2次，一般7～10次为1个疗程。

☞隔姜灸

取穴配穴：合谷、手三里、臂臑。

操作方法：选新鲜老姜一块，切成厚0.2～0.3cm的姜片，大小可据穴区所在部位和选用的艾炷大小而定，中间用针穿刺数孔。施灸时，让患者取合适体位，将其放置于穴位所在之处，置大或中等艾炷放在其上，点燃。待患者有局部灼痛感时，略略提起姜片，或更换艾炷再灸。一般每次灸5～9壮，以皮肤局部潮红不起泡为度。灸毕可用正红花油涂于施灸部位，一是防皮肤灼伤，二是增强艾灸活血化瘀、散寒止痛功效。每日1～2次，一般7～10次为1个疗程。

☞刮痧

取穴配穴：阿是穴、天柱、风池、肩井、肩髃、肩前、肩贞、曲池。

操作方法：①从天柱至胸椎；②病侧颈椎、风池经肩井至肩髃；③肩胛部；④肩前、肩贞用角点刮拭；⑤阿是穴至曲池。以刮出痧点、疱块为度，结束后饮一大杯白开水。

☞ 拔罐

取穴配穴：肩髃、肩髎、肩前、臂臑、曲池。

操作方法：采用针刺后拔罐法，留罐10min，起罐后让患者活动肩部。

☞ 穴位按摩

取穴配穴：肩前、侠白、肩髃、臂臑、肩髎、臑会、小海、后溪。

操作方法：在上述穴位上，施以点、按、揉手法，每穴2min。在肩关节周围施用滚法、掌揉法5min。一手扶持患者肩峰部，另一手握住患者腕关节处，做相对牵引1min，并在维持牵引状态下将患者肩关节向前、向后各环转10下。

落　枕

治疗原则：祛风散寒、舒筋活络止痛

☞ 针刺

取穴配穴：大椎、阿是穴、后溪、悬钟、落枕。

操作方法：常规针刺，留针30min，嘱患者在局部穴位取针后、远端穴位行针时向前、后、左、右活动颈项部。

☞ 温和灸

取穴配穴：落枕穴、后溪、悬钟、压痛点。

操作方法：患者取坐位或俯卧位，将艾条燃着一端，在所选定之穴位上空熏灸。先测度好距离，至患者感觉局部温热舒适而不灼烫，即固定不动（一般距皮肤约3cm）。每个穴位灸10～15min，以施灸部位出现红晕为度。

☞ **温灸盒灸**

取穴配穴：中脘、气海、大杼。

操作方法：患者取合适体位，打开灸盒上面的盖子，将一段艾条点燃后固定在灸盒里，然后再把盖子合上，把灸盒固定在需灸部位上。因人们对温度的承受度不同，可自行调节，如感觉稍烫时，可通过调节灸盒进气口的大小或在灸盒下垫适当厚度的布，来调节艾灸盒的温度。每次灸15～30 min或艾条燃烧完，灸盒温度降下后，即可取下。每日1～2次，一般7～10次为1个疗程。

☞ **隔姜灸**

取穴配穴：大椎、风门、颈部压痛点。

操作方法：选新鲜老姜一块，切成厚0.2～0.3cm的姜片，大小可据穴区所在部位和选用的艾炷大小而定，中间用针穿刺数孔。施灸时，让患者取合适体位，将其先放置于穴位所在之处，置大或中等艾炷放在其上，点燃。待患者有局部灼痛感时，略略提起姜片，或更换艾炷再灸。一般每次灸3～5壮，以皮肤局部潮红不起泡为度。灸毕可用正红花油涂于施灸部位，一是防皮肤灼伤，二是增强艾灸活血化瘀、散寒止痛功效。每日1～2次，一般7～10次为1个疗程。注：此处应先灸大椎、风门3～5壮，然后再灸颈部压痛点及肌肉痉挛部位3～5壮。

☞ **刮痧**

取穴配穴：颈百劳、后溪、悬钟、阿是穴。

操作方法：先刮拭颈百劳、阿是穴，再刮拭手掌后溪，最后刮下肢悬钟，以皮肤变成紫红或出现痧点为度。

☞ **拔罐**

取穴配穴：阿是穴、大椎、肩井。

操作方法：阿是穴用刺络拔罐法，余穴用单纯拔罐法，均留罐

10min。

☞穴位按摩

取穴配穴：患侧风池、天柱、大杼、风门、阿是穴。

操作方法：采用一指推法、按法、摩法、拿法轮流按摩上述各穴，手法由轻到重，以患者出现酸、麻、胀等感觉为度。按摩同时，嘱患者小幅度、慢频率转动颈部，然后逐渐加大转动颈部的幅度，并加快转颈频率。

急性腰扭伤

治疗原则：舒经活络，温阳止痛

☞针刺

取穴配穴：肾俞、腰阳关、腰眼、委中、阿是穴、后溪。

操作方法：针刺后溪时，应配合腰部活动。

☞温和灸

取穴配穴：天柱、大椎、腰俞、压痛点。

操作方法：患者取合适体位，将艾条燃着一端，在所选定之穴位上空熏灸。先测度好距离，至患者感觉局部温热舒适而不灼烫，即固定不动（一般距皮肤约3cm）。每个穴位灸10～15min，以施灸部位出现红晕为度。每日1～2次，一般7～10次为1个疗程。

☞温灸盒灸

取穴配穴：阴交、中注。

操作方法：患者取合适体位，打开灸盒上面的盖子，将一段艾条点燃后固定在灸盒里，然后再把盖子合上，把灸盒固定在需灸部位上。因人们对温度的承受度不同，可自行调节，如感觉稍烫时，可通过调节灸盒进气口的大小或在灸盒下垫适当厚度的布，来调节艾灸盒的温度。每次灸15～30 min或艾条燃烧完，灸盒温度降下后，即可取下。每日1～2次，一般7～10次为1个疗程。注：同时熏灸阴交、中注，至灸感自灸处分向左右两侧出发，环绕腰部而至痛区为止，即可缓解。一般5～6个疗程即可痊愈。

隔姜灸

取穴配穴：手三里、三间。

操作方法：选新鲜老姜一块，切成厚0.2～0.3cm的姜片，大小可据穴区所在部位和选用的艾炷大小而定，中间用针穿刺数孔。施灸时，让患者取合适体位，将其放置于穴位所在之处，置大或中等艾炷放在其上，点燃。待患者有局部灼痛感时，略略提起姜片，或更换艾炷再灸。一般每次灸5～9壮，以皮肤局部潮红不起泡为度。灸毕可用正红花油涂于施灸部位，一是防皮肤灼伤，二是增强艾灸活血化瘀、散寒止痛功效。每日1～2次，一般7～10次为1个疗程。

刮痧

取穴配穴：腰阳关、大肠俞、肾俞、阿是穴。

操作方法：由腰背正中向棘旁顺次刮拭，用力应均匀、适中，刮拭面尽量拉长，病灶体表出现紫红色斑点或密集的紫红疙瘩为度。腰部活动明显改善或接近正常，即可停刮，否则可在痛点泻刮30次左右，可收到明显效果。

拔罐

取穴配穴：阿是穴、委中（患侧）。

操作方法：阿是穴用走罐后留罐法，走罐至皮肤充血再留罐10min，委中三棱针点刺放血。

穴位按摩

取穴配穴：腰痛穴、三焦俞、肾俞、气海俞、大肠俞、关元俞、环跳、委中、阳陵泉、足三里。

操作方法：点按健侧手背部的腰痛穴，由轻到重，逐渐加压，以患者感到麻或酸麻或酸胀为度，持续按摩3～6min，同时嘱患者深呼吸并做左右转动腰部、前俯后仰动作。再从上向下沿腰背部重点点按患侧三焦俞、肾俞、气海俞、大肠俞、关元俞、环跳、委中、阳陵泉、足三里穴，在患侧摸出明显腰背部压痛点及上述穴位有条索状结节时，可稍加大力度按摩反应点，使其产生酸胀感为度。

腰肌劳损

治疗原则：补益肝肾、舒筋活络

☞ **针刺**

取穴配穴：后溪，肾俞，命门，大肠俞，腰阳关，委中。

操作方法：常规针刺，留针30min。

☞ **温和灸**

取穴配穴：承山、委中、腰阳关。

操作方法：患者取合适体位，将艾条燃着一端，在所选定之穴位上空熏灸。先测度好距离，至患者感觉局部温热舒适而不灼烫，即固定不动（一般距皮肤约3cm）。每个穴位灸10～15min，以施灸部位出现红晕为度。每日1～2次，一般7～10次为1个疗程。

☞ **温灸盒灸**

取穴配穴：中脘、气海、肝俞、肾俞。

操作方法：患者取合适体位，打开灸盒上面的盖子，将一段艾条点燃后固定在灸盒里，然后再把盖子合上，把灸盒固定在需灸部位上。因人们对温度的承受度不同，可自行调节，如感觉稍烫时，可通过调节灸盒进气口的大小或在灸盒下垫适当厚度的布，来调节艾灸盒的温度。每次灸15～30 min或艾条燃烧完，灸盒温度降下后，即可取下。每日1～2次，一般7～10次为1个疗程。

☞ 隔姜灸

取穴配穴：神阙、命门、腰俞。

操作方法：选新鲜老姜一块，切成厚0.2～0.3cm的姜片，大小可据穴区所在部位和选用的艾炷大小而定，中间用针穿刺数孔。施灸时，让患者取合适体位，将其放置于穴位所在之处，置大或中等艾炷放在其上，点燃。待患者有局部灼痛感时，略略提起姜片，或更换艾炷再灸。一般每次灸5～9壮，以皮肤局部潮红不起泡为度。灸毕可用正红花油涂于施灸部位，一是防皮肤灼伤，二是增强艾灸活血化瘀、散寒止痛功效。每日1～2次，一般7～10次为1个疗程。

☞ 刮痧

取穴配穴：肾俞、志室、次髎、秩边。

操作方法：自上而下循经刮拭腰部膀胱经：从肾俞、志室到次髎、秩边。刮拭10min，要求使刮痧部位仅出现皮肤潮红、散在出血点痧象。

☞ 拔罐

取穴配穴：阿是穴、肾俞、志室、气海俞、命门、腰阳关、次髎、委中。

操作方法：阿是穴、次髎、委中用刺络拔罐法，余穴用单纯拔罐法，均留罐10～15min。

☞ 穴位按摩

取穴配穴：肾俞、气海俞、关元俞、昆仑、阿是穴、委中。

操作方法：点按每个穴位30min，然后在背部使用滚肌肉，局部使用快速掌根擦法。在背部用肘平推法推3～5次，最后在脊椎两侧操作，由上向下直擦或左右横擦20次。

腰椎间盘突出症

治疗原则：补益肝肾，舒筋活络

☞针刺

取穴配穴：委中、脊中、腰阳关、肾俞、大肠俞、阿是穴。

操作方法：常规针刺，留针30min。

☞温和灸

取穴配穴：肾俞、委中、阳陵泉、承山。

操作方法：患者取合适体位，将艾条燃着一端，在所选定之穴位上空熏灸。先测度好距离，至患者感觉局部温热舒适而不灼烫，即固定不动（一般距皮肤约3cm）。每个穴位灸10~15min，以施灸部位出现红晕为度。每日1~2次，一般7~10次为1个疗程。

☞温灸盒灸

取穴配穴：肝俞、肾俞、大肠俞。

操作方法：患者取合适体位，打开灸盒上面的盖子，将一段艾条点燃后固定在灸盒里，然后再把盖子合上，把灸盒固定在需灸部位上。因人们对温度的承受度不同，可自行调节，如感觉稍烫时，可通过调节灸盒进气口的大小或在灸盒下垫适当厚度的布，来调节艾灸盒的温度。每次灸15~30 min或艾条燃烧完，灸盒温度降下后，即可取下。每日1~2次，一般7~10次为1个疗程。

☞隔姜灸

取穴配穴：天枢、大椎。

操作方法：选新鲜老姜一块，切成厚0.2~0.3cm的姜片，大小可据穴区所在部位和选用的艾炷大小而定，中间用针穿刺数孔。施灸时，让患者取合适体位，将其放置于穴位所在之处，置大或中等艾炷放在其上，点燃。待患者有局部灼痛感时，略略提起姜片，或更换艾炷再灸。一般每次灸5~9壮，以皮肤局部潮红不起泡为度。灸毕可用正红花油涂于施灸部位，一是防皮肤灼伤，二是增强艾灸活血化瘀、散寒止痛功效。每日1~2次，一般7~10次为1个疗程。

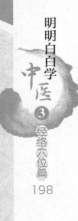

☞ 刮痧

取穴配穴：命门、肾俞、大肠俞、环跳、风市、阳陵泉、委中、昆仑、承扶至殷门。

操作方法：用较强的刺激手法操作，以改善下肢的血液循环，有利于下肢感觉功能的恢复。

☞ 拔罐

取穴配穴：肾俞、大肠俞、关元俞、环跳、风市、承扶、殷门、委中、阳陵泉、承山。

操作方法：采用针刺后拔罐法，留罐10~15min。

☞ 穴位按摩

取穴配穴：命门、环跳、肾俞、大肠俞、承山、腰眼。

操作方法：按摩环跳时两手拇指徐徐加力，长按3~5min，再点按余穴，每穴1min，以感到酸胀为宜。

网 球 肘

治疗原则：温通经络，通利关节

☞ 针刺

取穴配穴：曲池、肘髎、手三里、手五里、阿是穴。

操作方法：阿是穴可做多向透刺或多针齐刺，余穴常规针刺，留针30min。

☞ 温和灸

取穴配穴：肘髎、阳陵泉。

操作方法：患者取合适体位，将艾条燃着一端，在所选定之穴位上空熏灸。先测度好距离，至患者感觉局部温热舒适而不灼烫，即固定不动（一般距皮肤约3cm）。每个穴位灸10~15min，以施灸部位出现红晕为度。每日1~2次，一般7~10次为1个疗程。

☞ 温灸盒灸

取穴配穴：中脘、气海、上廉、下廉。

操作方法：患者取合适体位，打开灸盒上面的盖子，将一段艾条点燃后固定在灸盒里，然后再把盖子合上，把灸盒固定在需灸部位上。因人们对温度的承受度不同，可自行调节，如感觉稍烫时，可通过调节灸盒进气口的大小或在灸盒下垫适当厚度的布，来调节艾灸盒的温度。每次灸15~30 min或艾条燃烧完，灸盒温度降下后，即可取下。每日1~2次，一般7~10次为1个疗程。

☞ 隔姜灸

取穴配穴：手三里、曲池。

操作方法：选新鲜老姜一块，切成厚0.2~0.3cm的姜片，大小可据穴区所在部位和选用的艾炷大小而定，中间用针穿刺数孔。施灸时，让患者取合适体位，将其放置于穴位所在之处，置大或中等艾炷放在其上，点燃。待患者有局部灼痛感时，略略提起姜片，或更换艾炷再灸。一般每次灸5~9壮，以皮肤局部潮红不起泡为度。灸毕可用正红花油涂于施灸部位，一是防皮肤灼伤，二是增强艾灸活血化瘀、散寒止痛功效。每日1~2次，一般7~10次为1个疗程。

☞ 刮痧

取穴配穴：疼痛部。

操作方法：选择肘部疼痛部位的皮肤，并从肘部一直向手掌方向延伸。按从上到下、由内向外的方向，由轻到重（以患者可耐受为度）朝一个方向缓慢刮拭皮肤表面，使其逐渐充血，直到出现红色斑点或斑块时即可。

☞ 拔罐

取穴配穴：阿是穴、手三里、尺泽、少海。

操作方法：阿是穴采用刺络拔罐法，留罐10min，余穴采用闪罐法，反复吸拔5～10次。

☞ 穴位按摩

取穴配穴：手三里、曲池、尺泽、曲泽、侠白。

操作方法：点按时用力要稍重，每穴3～5min，点按结束后在穴位局部再轻微按揉片刻。

高尔夫球肘

治疗原则：舒经活络，温通气血

☞ 针刺

取穴配穴：肩井、少海、肩髃、小海。

操作方法：常规针刺。

☞ 温和灸

取穴配穴：小海、后溪、肘部压痛点。

操作方法：患者取合适体位，将艾条燃着一端，在所选定之穴位上空熏灸。先测度好距离，至患者感觉局部温热舒适而不灼烫，即固定不动（一般距皮肤约3cm）。每个穴位灸10～15min，以施灸部位出现红晕为度。每日1～2次，一般7～10次为1个疗程。

☞ 温灸盒灸

取穴配穴：中脘、气海、上廉、下廉。

操作方法：患者取合适体位，打开灸盒上面的盖子，将一段艾条点燃后固定在灸盒里，然后再把盖子合上，把灸盒固定在需灸部位上。因人们对温度的承受度不同，可自行调节，如感觉稍烫时，可通过调节灸盒进气口的大小或在灸盒下垫适当厚度的布，来调节艾灸盒的温度。每次灸15～30 min或艾条燃烧完，灸盒温度降下后，即可取下。每日1～2次，一般7～10次为1个疗程。

☞ 隔姜灸

取穴配穴：手三里、曲池。

操作方法：选新鲜老姜一块，切成厚0.2～0.3cm的姜片，大小可据穴区所在部位和选用的艾炷大小而定，中间用针穿刺数孔。施灸时，让患者取合适体位，将其放置于穴位所在之处，置大或中等艾炷放在其上，点燃。待患者有局部灼痛感时，略略提起姜片，或更换艾炷再灸。一般每次灸5～9壮，以皮肤局部潮红不起泡为度。灸毕可用正红花油涂于施灸部位，一是防皮肤灼伤，二是增强艾灸活血化瘀、散寒止痛功效。每日1～2次，一般7～10次为1个疗程。

☞ 穴位按摩

取穴配穴：肩井、少海、肩髃、小海。

操作方法：以上每穴适当用力按揉0.5～1min，能达到松解粘连、活血止痛的作用。

强直性脊柱炎

治疗原则：补益肝肾，壮腰通督

针刺

取穴配穴：颈背腰部的膀胱经穴、夹脊穴、督脉穴。

操作方法：注意把握各腧穴的针刺方向、角度和深度，以免伤及内脏。

温和灸

取穴配穴：大椎、身柱、命门。

操作方法：患者取合适体位，将艾条燃着一端，在所选定之穴位上空熏灸。先测度好距离，至患者感觉局部温热舒适而不灼烫，即固定不动（一般距皮肤约3cm）。每个穴位灸10～15min，以施灸部位出现红晕为度。每日1～2次，一般7～10次为1个疗程。

温灸盒灸

取穴配穴：关元、气海、肝俞、肾俞。

操作方法：患者取合适体位，打开灸盒上面的盖子，将一段艾条点燃后固定在灸盒里，然后再把盖子合上，把灸盒固定在需灸部位上。因人们对温度的承受度不同，可自行调节，如感觉稍烫时，可通过调节灸盒进气口的大小或在灸盒下垫适当厚度的布，来调节艾灸盒的温度。每次灸15～30 min或艾条燃烧完，灸盒温度降下后，即可取下。每日1～2次，一般7～10次为1个疗程。

隔姜灸

取穴配穴：神阙。

操作方法：选新鲜老姜一块，切成厚0.2～0.3cm的姜片，大小可据穴区所在部位和选用的艾炷大小而定，中间用针穿刺数孔。施灸时，让患者取合适体位，将其放置于穴位所在之处，置大或中等艾炷放在其上，点燃。待患者有局部灼痛感时，略略提起姜片，或更换艾炷再灸。一般每次灸5~9壮，以皮肤局部潮红不起泡为度。灸毕可用正红花油涂于施灸部位，一是防皮肤灼伤，二是增强艾灸活血化瘀、散寒止痛功效。每日1~2次，一般7~10次为1个疗程。

☞刮痧

取穴配穴：脊柱为中心的病变区域、涌泉。

操作方法：沿着一定方向进行刮摩，一般自上而下，由内到外，依次顺刮；其接触面应尽可能拉大、拉长，非平面部位可用棱角刮摩，再交替对双侧涌泉进行强力刮拭。每个部位刮拭3~5min，至出现紫红色斑块。

☞拔罐

取穴配穴：大椎到腰俞穴脊柱旁开0.5cm华佗夹脊穴及脊柱旁开1.5cm、3cm膀胱经的第1、第2侧线。

操作方法：采用走罐法，自上而下，由内至外，沿上述路线，每次走罐来回3次，以皮肤轻度充血为度。

腕管综合征

治疗原则：祛风活血通络

☞针刺

取穴配穴：大陵、神门、阳溪、阳池、阳谷、列缺、鱼际、内劳宫、合谷。

操作方法：选取上述穴位中的5~6个穴位常规针刺，留针30min，平补平泻法，每日1次。

☞温和灸

取穴配穴：阳溪、外关、合谷。

操作方法：患者取合适体位，将艾条燃着一端，在所选定之穴位上空熏灸。先测度好距离，至患者感觉局部温热舒适而不灼烫，即固定不动（一般距皮肤约3cm）。每个穴位灸10～15min，以施灸部位出现红晕为度。每日1～2次，一般7～10次为1个疗程。

☞温灸盒灸

取穴配穴：风门、脾俞。

操作方法：患者取合适体位，打开灸盒上面的盖子，将一段艾条点燃后固定在灸盒里，然后再把盖子合上，把灸盒固定在需灸部位上。因人们对温度的承受度不同，可自行调节，如感觉稍烫时，可通过调节灸盒进气口的大小或在灸盒下垫适当厚度的布，来调节艾灸盒的温度。每次灸15～30 min或艾条燃烧完，灸盒温度降下后，即可取下。每日1～2次，一般7～10次为1个疗程。

☞隔姜灸

取穴配穴：大陵、劳宫。

操作方法：选新鲜老姜一块，切成厚0.2～0.3cm的姜片，大小可据穴区所在部位和选用的艾炷大小而定，中间用针穿刺数孔。施灸时，让患者取合适体位，将其放置于穴位所在之处，置大或中等艾炷放在其上，点燃。待患者有局部灼痛感时，略略提起姜片，或更换艾炷再灸。一般每次灸5～9壮，以皮肤局部潮红不起泡为度。灸毕可用正红花油涂于施灸部位，一是防皮肤灼伤，二是增强艾灸活血化瘀、散寒止痛功效。每日1～2次，一般7～10次为1个疗程。

妇科、男科常见病

痛　经

治疗原则：调理冲任、胞宫气血

☞针刺

取穴配穴：关元、三阴交、地机、十七椎。

操作方法：月经来潮前3~5日开始治疗，发作期每日治疗1~2次，间歇期可隔日1次。

☞温和灸

取穴配穴：三阴交、地机、太冲。

操作方法：患者取合适体位，将艾条燃着一端，在所选定之穴位上空熏灸。先测度好距离，至患者感觉局部温热舒适而不灼烫，即固定不动（一般距皮肤约3cm）。每个穴位灸10~15min，以施灸部位出现红晕为度。月经来潮前3~5日开始治疗，发作期每日治疗1~2次，间歇期可隔日1次。

☞温灸盒灸

取穴配穴：关元、中极、十七椎。

操作方法：患者取合适体位，打开灸盒上面的盖子，将一段艾条点燃后固定在灸盒里，然后再把盖子合上，把灸盒固定在需灸部位上。因人们对温度的承受度不同，可自行调节，如感觉稍烫时，可通过调节灸盒进气口的大小或在灸盒下垫适当厚度的布，来调节艾灸盒的温度。每次灸15~30 min或艾条燃烧完，灸盒温度降下后，即可取下。月经来潮前3~5天开始治疗，发作期每日治疗1~2次，间歇期可隔日1次。

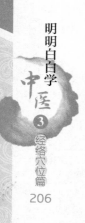

☞ 隔姜灸

取穴配穴：水道、气海、肾俞。

操作方法：选新鲜老姜一块，切成厚0.2～0.3cm的姜片，大小可据穴区所在部位和选用的艾炷大小而定，中间用针穿刺数孔。施灸时，让患者取合适体位，将其放置于穴位所在之处，置大或中等艾炷放在其上，点燃。待患者有局部灼痛感时，略略提起姜片，或更换艾炷再灸。一般每次灸5～9壮，以皮肤局部潮红不起泡为度。灸毕可用正红花油涂于施灸部位，一是防皮肤灼伤，二是增强艾灸活血化瘀、散寒止痛功效。月经来潮前3～5日开始治疗，发作期每日治疗1～2次，间歇期可隔日1次。

☞ 刮痧

取穴配穴：天枢、足三里、血海、气海、地机、太冲、期门、带脉、关元

操作方法：刮拭天枢、膻中时用力宜轻，采用平补平泻法，足三里从上而下刮拭。

☞ 拔罐

取穴配穴：关元、归来、三阴交。

操作方法：采用单纯拔罐法，留罐10～15min。

☞ 穴位按摩

取穴配穴：阴陵泉、地机、三阴交、太冲。

操作方法：地机以揉、按压手法施术，先用拇指指腹在地机处轻柔、和缓地揉捻10～15s，再用拇指指端按压3min，力度以患者出现酸、麻、胀感为宜，再依次自上而下按摩阴陵泉、三阴交、太冲。对经期较稳定者在经前3日开始进行穴位按摩，对月经周期紊乱者以小腹发胀、乳房胀痛等经前期症状为开始标志。

闭 经

治疗原则：调理冲任

☞针刺

取穴配穴：关元、三阴交、天枢、合谷、肾俞。

操作方法：背俞穴不宜直刺、深刺，余穴常规针刺，留针30min。

☞温和灸

取穴配穴：三阴交、合谷。

操作方法：患者取合适体位，将艾条燃着一端，在所选定之穴位上空熏灸。先测度好距离，至患者感觉局部温热舒适而不灼烫，即固定不动（一般距皮肤约3cm）。每个穴位灸10~15min，以施灸部位出现红晕为度。每日1~2次。

☞温灸盒灸

取穴配穴：中极、肾俞。

操作方法：患者取合适体位，打开灸盒上面的盖子，将一段艾条点燃后固定在灸盒里，然后再把盖子合上，把灸盒固定在需灸部位上。因人们对温度的承受度不同，可自行调节，如感觉稍烫时，可通过调节灸盒进气口的大小或在灸盒下垫适当厚度的布，来调节艾灸盒的温度。每次灸15~30 min或艾条燃烧完，灸盒温度降下后，即可取下。每日1~2次。

☞隔姜灸

取穴配穴：关元、气海、天枢。

操作方法：选新鲜老姜一块，切成厚0.2~0.3cm的姜片，大小可据穴区所在部位和选用的艾炷大小而定，中间用针穿刺数孔。施灸时，让患者取合适体位，将其放置于穴位所在之处，置大或中等艾炷放在其上，点燃。待患者有局部灼痛感时，略略提起姜片，或更换艾炷再灸。一般

下篇 常见病经络穴位疗法

每次灸5～9壮，以皮肤局部潮红不起泡为度。灸毕可用正红花油涂于施灸部位，一是防皮肤灼伤，二是增强艾灸活血化瘀、散寒止痛功效。每日1～2次。

☞刮痧

取穴配穴：天枢、关元、血海、三阴交、足三里、地机、丰隆。

操作方法：常规操作刮拭，天枢、关元宜采用平补平泻法。

☞拔罐

取穴配穴：肝俞、脾俞、命门、腰阳关、肾俞、八髎、关元、归来、血海、三阴交。

操作方法：采用单纯拔罐法，留罐10～15min，背俞穴也可用走罐法。

☞穴位按摩

取穴配穴：肾俞、血海、三阴交、足三里。

操作方法：每穴按揉20次。

功能性子宫出血

治疗原则：固冲止崩

☞针刺

取穴配穴：隐白、断红、关元、气海、神阙、三阴交、血海。

操作方法：常规针刺，留针30min。

☞温和灸

取穴配穴：三阴交、隐白、血海。

操作方法：患者取合适体位，将艾条燃着一端，在所选定之穴位上空熏灸。先测度好距离，至患者感觉局部温热舒适而不灼烫，即固定不动（一般距皮肤约3cm）。每个穴位灸10～15min，以施灸部位出现红晕为度。每日1～2次。

☞温灸盒灸

取穴配穴：关元、膈俞。

操作方法：患者取合适体位，打开灸盒上面的盖子，将一段艾条点燃后固定在灸盒里，然后再把盖子合上，把灸盒固定在需灸部位上。因人们对温度的承受度不同，可自行调节，如感觉稍烫时，可通过调节灸盒进气口的大小或在灸盒下垫适当厚度的布，来调节艾灸盒的温度。每次灸15～30 min或艾条燃烧完，灸盒温度降下后，即可取下。每日1～2次。

☞隔姜灸

取穴配穴：脾俞、气海。

操作方法：选新鲜老姜一块，切成厚0.2～0.3cm的姜片，大小可据穴区所在部位和选用的艾炷大小而定，中间用针穿刺数孔。施灸时，让患者取合适体位，将其放置于穴位所在之处，置大或中等艾炷放在其上，点燃。待患者有局部灼痛感时，略略提起姜片，或更换艾炷再灸。一般每次灸5～9壮，以皮肤局部潮红不起泡为度。灸毕可用正红花油涂于施灸部位，一是防皮肤灼伤，二是增强艾灸活血化瘀、散寒止痛功效。每日1～2次。

更年期综合征

治疗原则：调理肾阴肾阳

☞针刺

取穴配穴：百会、关元、肾俞、太溪、足三里、三阴交。

操作方法：常规针刺，留针30min，先泻后补或平补平泻。

☞温和灸

取穴配穴：三阴交、太溪。

操作方法：患者取合适体位，将艾条燃着一端，在所选定之穴位上空熏灸。先测度好距离，至患者感觉局部温热舒适而不灼烫，即固定不动（一般距皮肤约3cm）。每个穴位灸10～15min，以施灸部位出现红晕为度。每日1～2次。

☞温灸盒灸

取穴配穴：关元、肾俞。

操作方法：患者取合适体位，打开灸盒上面的盖子，将一段艾条点燃后固定在灸盒里，然后再把盖子合上，把灸盒固定在需灸部位上。因人们对温度的承受度不同，可自行调节，如感觉稍烫时，可通过调节灸盒进气口的大小或在灸盒下垫适当厚度的布，来调节艾灸盒的温度。每次灸15～30 min或艾条燃烧完，灸盒温度降下后，即可取下。每日1～2次。

☞隔姜灸

取穴配穴：气海、天枢。

操作方法：取厚0.2～0.3cm的姜片，大小可据穴区所在部位和选用的艾炷大小而定，中间用针穿刺数孔。施灸时，让患者取合适体位，将其放置于穴位所在之处，置大或中等艾炷放在其上，点燃。待患者有局部灼痛感时，略略提起姜片，或更换艾炷再灸。一般每次灸5～9壮，以皮肤局部潮红不起泡为度。灸毕可用正红花油涂于施灸部位，一是防皮肤灼伤，二是增强艾灸活血化瘀、散寒止痛功效。每日1～2次。

☞刮痧

取穴配穴：督脉、膀胱经左右第1、第2侧线。

操作方法：从上向下刮拭背部皮肤，先刮督脉，然后刮拭膀胱经的第1、2侧线，每个部位刮8～20次，平均5～10min；再用刮痧板的一角点压按揉患者的五脏背俞穴，肾俞、脾俞、肺俞用补法（力量较轻、速度较慢、刺激时间较短），心俞、肝俞用泻法（力量较重、速度较快、刺激时间较长），每个穴位点刮0.5～1min。

☞ **拔罐**

取穴配穴：大椎、心俞、膈俞、胆俞、脾俞、肾俞。

操作方法：采用单纯拔罐法，留罐20min，每日1次。

☞ **穴位按摩**

取穴配穴：风池、太阳、百会、内关、合谷、足三里、三阴交、太冲、太溪。

操作方法：每穴点按30min。

乳腺增生病

治疗原则：宣通经气，软坚散结

☞ **针刺**

取穴配穴：膻中、乳根、期门、太冲、丰隆。

操作方法：膻中向患侧乳房横刺，乳根向上刺入乳房底部，期门沿肋间隙向外斜刺或刺向乳房，不能直刺、深刺，以免伤及内脏。

☞ **温和灸**

取穴配穴：膻中、太冲、丰隆。

操作方法：患者取合适体位，将艾条燃着一端，在所选定之穴位上空熏灸。先测度好距离，至患者感觉局部温热舒适而不灼烫，即固定不动（一般距皮肤约3cm）。每个穴位灸10～15min，以施灸部位出现红晕为度。每日1～2次。

☞温灸盒灸

取穴配穴：肝俞、肾俞。

操作方法：患者取合适体位，打开灸盒上面的盖子，将一段艾条点燃后固定在灸盒里，然后再把盖子合上，把灸盒固定在需灸部位上。因人们对温度的承受度不同，可自行调节，如感觉稍烫时，可通过调节灸盒进气口的大小或在灸盒下垫适当厚度的布，来调节艾灸盒的温度。每次灸15～30 min或艾条燃烧完，灸盒温度降下后，即可取下。每日1～2次。

☞隔姜灸

取穴配穴：期门。

操作方法：选新鲜老姜一块，切成厚0.2～0.3cm的姜片，大小可据穴区所在部位和选用的艾炷大小而定，中间用针穿刺数孔。施灸时，让患者取合适体位，将其放置于穴位所在之处，置大或中等艾炷放在其上，点燃。待患者有局部灼痛感时，略略提起姜片，或更换艾炷再灸。一般每次灸5～9壮，以皮肤局部潮红不起泡为度。灸毕可用正红花油涂于施灸部位，一是防皮肤灼伤，二是增强艾灸活血化瘀、散寒止痛功效。每日1～2次。

☞刮痧

取穴配穴：风府至大椎、天柱至大杼、大椎至命门、大杼至肾俞、肩井至天宗、膻中、丰隆、侠溪、血海、太冲、曲池、外关。

操作方法：均由上向下刮，体质强壮者均以泻法施治，体质弱者以平补平泻法施治，刮拭肩井时应注意防止晕刮。

☞拔罐

取穴配穴：天宗、外关、膻中、丰隆、太溪、肝俞、脾俞。

操作方法：采用单纯拔罐法，留罐20min。

穴位按摩

取穴配穴：患乳周围、膻中、气门、膈俞、肝俞。

操作方法：用手掌环绕患乳缓缓按摩30～50周，再以手掌均匀地轻按患乳之上，轻转轻揉2min，疏通乳络。常规用拇指指腹按压膻中、气门、膈俞、肝俞各3min。

不 孕 症

治疗原则：温养肾气，调理气血

针刺

取穴配穴：关元、子宫、归来、三阴交、次髎、秩边。

操作方法：次髎、秩边要求针尖朝前阴方向刺入2～3寸，有针感向前阴放散为佳，余穴常规针刺，留针30min。

温和灸

取穴配穴：子宫、归来、三阴交。

操作方法：患者取合适体位，将艾条燃着一端，在所选定之穴位上空熏灸。先测度好距离，至患者感觉局部温热舒适而不灼烫，即固定不动（一般距皮肤约3cm）。每个穴位灸10～15min，以施灸部位出现红晕为度。每日1～2次。

温灸盒灸

取穴配穴：关元、次髎、秩边、肾俞。

操作方法：患者取合适体位，打开灸盒上面的盖子，将一段艾条点燃后固定在灸盒里，然后再把盖子合上，把灸盒固定在需灸部位上。因人们对温度的承受度不同，可自行调节，如感觉稍烫时，可通过调节灸盒进气口的大小或在灸盒下垫适当厚度的布，来调节艾灸盒的温度。每次灸15～30 min或艾条燃烧完，灸盒温度降下后，即可取下。每日1～2次。

下篇　常见病经络穴位疗法

213

☞ 隔姜灸

取穴配穴：神阙。

操作方法：选新鲜老姜一块，切成厚0.2～0.3cm的姜片，大小可据穴区所在部位和选用的艾炷大小而定，中间用针穿刺数孔。灸神阙时可将干燥的食盐放入脐中，填平脐孔后，在食盐上放置姜片。施灸时，让患者取合适体位，将其放置于穴位所在之处，置大或中等艾炷放在其上，点燃。待患者有局部灼痛感时，略略提起姜片，或更换艾炷再灸。一般每次灸5～9壮，以皮肤局部潮红不起泡为度。灸毕可用正红花油涂于施灸部位，一是防皮肤灼伤，二是增强艾灸活血化瘀、散寒止痛功效。每日1～2次。

☞ 刮痧

取穴配穴：子宫、中极、肾俞、血海、命门、关元、气海、太冲、脾俞、曲骨。

操作方法：常规操作刮拭，先刮子宫和中极，曲骨力度可稍重。

☞ 拔罐

取穴配穴：三阴交、中极、子宫、关元、大赫。

操作方法：采用单纯拔罐法，留罐15min。

☞ 穴位按摩

取穴配穴：归来、阴陵泉、三阴交、命门、合谷、内关、神门、气海、关元、中极、神阙、阴交。

操作方法：神阙做环形摩腹30圈，余穴各按揉2min。

月经不调

治疗原则：调理冲任

☞针刺

取穴配穴：关元、血海、三阴交。

操作方法：常规针刺，留针30min，于月经来潮前3~5日开始治疗，若行经时间不能掌握，可于月经干净之日起针刺，隔日1次，直到月经来潮时为止。

☞温和灸

取穴配穴：三阴交、血海、太冲。

操作方法：患者取合适体位，将艾条燃着一端，在所选定之穴位上空熏灸。先测度好距离，至患者感觉局部温热舒适而不灼烫，即固定不动（一般距皮肤约3cm）。每个穴位灸10~15min，以施灸部位出现红晕为度。在月经来潮前3~5日开始艾灸，若行经时间不能掌握，可在月经干净之日起艾灸。一般隔日艾灸，直到月经来潮为止。月经间期可根据自身情况适当艾灸，效果更好。

☞温灸盒灸

取穴配穴：关元、命门、脾俞。

操作方法：患者取合适体位，打开灸盒上面的盖子，将一段艾条点燃后固定在灸盒里，然后再把盖子合上，把灸盒固定在需灸部位上。因人们对温度的承受度不同，可自行调节，如感觉稍烫时，可通过调节灸盒进气口的大小或在灸盒下垫适当厚度的布，来调节艾灸盒的温度。每次灸15~30 min或艾条燃烧完，灸盒温度降下后，即可取下。在月经来潮前3~5日开始艾灸，若行经时间不能掌握，可在月经干净之日起艾灸。一般隔日艾灸，直到月经来潮为止。月经间期可根据自身情况适当艾灸，效果更好。

☞隔姜灸

取穴配穴：归来、神阙。

操作方法：选新鲜老姜一块，切成厚0.2～0.3cm的姜片，大小可据穴区所在部位和选用的艾炷大小而定，中间用针穿刺数孔。灸神阙时可将干燥的食盐放入脐中，填平脐孔后，在食盐上放置姜片。施灸时，让患者取合适体位，将其放置于穴位所在之处，置大或中等艾炷放在其上，点燃。待患者有局部灼痛感时，略略提起姜片，或更换艾炷再灸。一般每次灸5～9壮，以皮肤局部潮红不起泡为度。灸毕可用正红花油涂于施灸部位，一是防皮肤灼伤，二是增强艾灸活血化瘀、散寒止痛功效。每日1～2次。

☞刮痧

取穴配穴：地机、血海、三阴交、行间、肝俞。

操作方法：地机、血海沿着由近端至远端的方向刮拭，行间一般在刮拭后点刺放血。

☞拔罐

取穴配穴：八髎、膈俞、期门、关元、三阴交、肝俞、脾俞、肾俞。

操作方法：采用单纯拔罐法，留罐10～15min。

☞穴位按摩

取穴配穴：三阴交、阴陵泉、肾俞、关元。

操作方法：关元顺时针方向轻揉50次，以局部有温热的感觉并持续向腹部渗透为有效，有补肾壮阳、理气和血的作用。其余每穴用拇指均按揉50次。

带 下 病

治疗原则：健脾化湿

☞ **针刺**

取穴配穴：带脉、关元、三阴交、白环俞。

操作方法：常规针刺，留针30min，带脉向前斜刺，不宜深刺，白环俞直刺，使骶部出现较强的酸胀感。

☞ **温和灸**

取穴配穴：带脉、三阴交、足三里。

操作方法：患者取合适体位，将艾条燃着一端，在所选定之穴位上空熏灸。先测度好距离，至患者感觉局部温热舒适而不灼烫，即固定不动（一般距皮肤约3cm）。每个穴位灸10~15min，以施灸部位出现红晕为度。每日1~2次。

☞ **温灸盒灸**

取穴配穴：关元、中极、白环俞。

操作方法：患者取合适体位，打开灸盒上面的盖子，将一段艾条点燃后固定在灸盒里，然后再把盖子合上，把灸盒固定在需灸部位上。因人们对温度的承受度不同，可自行调节，如感觉稍烫时，可通过调节灸盒进气口的大小或在灸盒下垫适当厚度的布，来调节艾灸盒的温度。每次灸15~30min或艾条燃烧完，灸盒温度降下后，即可取下。每日1~2次。

☞ **隔姜灸**

取穴配穴：肾俞、命门。

操作方法：选新鲜老姜一块，切成厚0.2~0.3cm的姜片，大小可据穴区所在部位和选用的艾炷大小而定，中间用针穿刺数孔。施灸时，让患者取合适体位，将其放置于穴位所在之处，置大或中等艾炷放在其上，点燃。待患者有局部灼痛感时，略略提起姜片，或更换艾炷再灸。一般每次灸5~9壮，以皮肤局部潮红不起泡为度。灸毕可用正红花油涂于施灸部位，一是防皮肤灼伤，二是增强艾灸活血化瘀、散寒止痛功效。每日1~2次。

☞拔罐

取穴配穴：小肠俞、次髎、带脉、关元。湿热型配三阴交、阴陵泉；寒湿型配肾俞、命门；阴痒配蠡沟。

操作方法：采用留针拔罐法，留罐20min。

☞穴位按摩

取穴配穴：肓俞、关元、血海、足三里、阴陵泉、太冲、肾俞、命门

操作方法：常规用拇指指腹按压各穴3min。

胎位不正

治疗原则：调理胞宫气血

☞针刺

取穴配穴：至阴、太溪。

操作方法：至阴以艾条温和灸或雀啄灸，每次15~20min；太溪针刺补法或平补平泻。每日1~2次，至胎位转正为止。

☞温和灸

取穴配穴：至阴、太溪、三阴交。

操作方法：孕妇排空小便，解松腰带，可坐于靠背椅上或者半仰卧于床上，将艾条燃着一端，在所选定之穴位上空熏灸。先测度好距离，至患者感觉局部温热舒适而不灼烫，即固定不动（一般距皮肤约3cm）。每个穴位灸10~15min，以施灸部位出现红晕为度。每日1~2次，至胎位转正为止。

☞ **温灸盒灸**

取穴配穴：气海、肾俞。

操作方法：孕妇排空小便，解松腰带，可坐于靠背椅上或者半仰卧于床上，打开灸盒上面的盖子，将一段艾条点燃后固定在灸盒里，然后再把盖子合上，把灸盒固定在需灸部位上。因人们对温度的承受度不同，可自行调节，如感觉稍烫时，可通过调节灸盒进气口的大小或在灸盒下垫适当厚度的布，来调节艾灸盒的温度。每次灸15~30 min或艾条燃烧完，灸盒温度降下后，即可取下。每日1~2次，至胎位转正为止。

子 宫 脱 垂

治疗原则：益气升提，举陷固胞

☞ **针刺**

取穴配穴：百会、气海、关元、维道、三阴交。

操作方法：常规针刺，留针30min，百会从前向后平刺1~1.5寸。

☞ **温和灸**

取穴配穴：百会、三阴交。

操作方法：患者取合适体位，将艾条燃着一端，在所选定之穴位上空熏灸。先测度好距离，至患者感觉局部温热舒适而不灼烫，即固定不动（一般距皮肤约3cm）。每个穴位灸10~15min，以施灸部位出现红晕为度。每日1~2次。

☞ **温灸盒灸**

取穴配穴：关元、气海、肾俞。

操作方法：患者取合适体位，打开灸盒上面的盖子，将一段艾条点燃后固定在灸盒里，然后再把盖子合上，把灸盒固定在需灸部位上。因人们对温度的承受度不同，可自行调节，如感觉稍烫时，可通过调节灸盒进

下篇　常见病经络穴位疗法

bar

219

气口的大小或在灸盒下垫适当厚度的布，来调节艾灸盒的温度。每次灸15～30 min或艾条燃烧完，灸盒温度降下后，即可取下。每日1～2次。

☞隔姜灸

取穴配穴：维道、归来。

操作方法：选新鲜老姜一块，切成厚0.2～0.3cm的姜片，大小可据穴区所在部位和选用的艾炷大小而定，中间用针穿刺数孔。施灸时，让患者取合适体位，将其放置于穴位所在之处，置大或中等艾炷放在其上，点燃。待患者有局部灼痛感时，略略提起姜片，或更换艾炷再灸。一般每次灸5～9壮，以皮肤局部潮红不起泡为度。灸毕可用正红花油涂于施灸部位，一是防皮肤灼伤，二是增强艾灸活血化瘀、散寒止痛功效。每日1～2次。

☞拔罐

取穴配穴：百会、气海、关元、中极、归来。

操作方法：百会艾灸3～5壮，不拔罐。余穴采用单纯拔罐法，留罐20min。

☞穴位按摩

取穴配穴：百会、关元、膻中、三阴交、涌泉。

操作方法：关元由轻到重，以酸胀为度。点按百会、三阴交各50次，涌泉按揉后可用温水泡脚。

产后缺乳

治疗原则：调理气血，通脉下乳

☞针刺

取穴配穴：膻中、乳根、少泽、足三里。

操作方法：膻中向两侧乳房平刺1～1.5寸，乳根向乳房基底部平刺1

寸左右，使乳房出现微胀感，少泽浅刺2~3min。

☞ 温和灸

取穴配穴：乳根、少泽。

操作方法：患者取合适体位，将艾条燃着一端，在所选定之穴位上空熏灸。先测度好距离，至患者感觉局部温热舒适而不灼烫，即固定不动（一般距皮肤约3cm）。每个穴位灸10~15min，以施灸部位出现红晕为度。每日1~2次。

☞ 温灸盒灸

取穴配穴：脾俞、胃俞、膈俞。

操作方法：患者取合适体位，打开灸盒上面的盖子，将一段艾条点燃后固定在灸盒里，然后再把盖子合上，把灸盒固定在需灸部位上。因人们对温度的承受度不同，可自行调节，如感觉稍烫时，可通过调节灸盒进气口的大小或在灸盒下垫适当厚度的布，来调节艾灸盒的温度。每次灸15~30 min或艾条燃烧完，灸盒温度降下后，即可取下。每日1~2次。

☞ 隔姜灸

取穴配穴：膻中、足三里。

操作方法：选新鲜老姜一块，切成厚0.2~0.3cm的姜片，大小可据穴区所在部位和选用的艾炷大小而定，中间用针穿刺数孔。施灸时，让患者取合适体位，将其放置于穴位所在之处，置大或中等艾炷放在其上，点燃。待患者有局部灼痛感时，略略提起姜片，或更换艾炷再灸。一般每次灸5~9壮，以皮肤局部潮红不起泡为度。灸毕可用正红花油涂于施灸部位，一是防皮肤灼伤，二是增强艾灸活血化瘀、散寒止痛功效。每日1~2次。

☞ 刮痧

取穴配穴：膀胱经第1侧线，天宗。

操作方法：沿膀胱经第1侧线从上到下刮痧，两侧共2min，重点刮拭天宗处，两侧共6min。

☞ 拔罐

取穴配穴：天宗、肩井、膏肓、乳根、膻中。

操作方法：采用留针拔罐法，留罐20min。

☞ 穴位按摩

取穴配穴：双侧乳房、膻中、少泽、合谷、肩井。

操作方法：双手推揉产妇双侧乳房各3min，然后用指腹从乳房根部乳晕做螺旋式按摩，力度以产妇不出现痛苦表情为宜。膻中、少泽、合谷、肩井进行点揉刺激1~3min。再用梳篦法：左手托住乳房，右手四指分开成梳子状，从乳房根部向乳头方向轻拉3~5 min。

前列腺肥大

治疗原则：温补脾肾，益气启闭

☞ 针刺

取穴配穴：中极、曲骨、气冲、三阴交。

操作方法：针刺时要求中极穴的针感放射至会阴部，三阴交的针感要过膝关节。

☞ 温和灸

取穴配穴：复溜、阴谷、阴陵泉。

操作方法：患者取合适体位，将艾条燃着一端，在所选定之穴位上空熏灸。先测度好距离，至患者感觉局部温热舒适而不灼烫，即固定不动（一般距皮肤约3cm）。每个穴位灸10~15min，以施灸部位出现红晕为度。每日1~2次，一般7~10次为1个疗程。

☞温灸盒灸

取穴配穴：水分、气海、脾俞、肾俞。

操作方法：患者取合适体位，打开灸盒上面的盖子，将一段艾条点燃后固定在灸盒里，然后再把盖子合上，把灸盒固定在需灸部位上。因人们对温度的承受度不同，可自行调节，如感觉稍烫时，可通过调节灸盒进气口的大小或在灸盒下垫适当厚度的布，来调节艾灸盒的温度。每次灸15~30 min或艾条燃烧完，灸盒温度降下后，即可取下。每日1~2次，一般7~10次为1个疗程。

☞隔姜灸

取穴配穴：中极、膀胱俞。

操作方法：选新鲜老姜一块，切成厚0.2~0.3cm的姜片，大小可据穴区所在部位和选用的艾炷大小而定，中间用针穿刺数孔。施灸时，让患者取合适体位，将其放置于穴位所在之处，置大或中等艾炷放在其上，点燃。待患者有局部灼痛感时，略略提起姜片，或更换艾炷再灸。一般每次灸5~9壮，以皮肤局部潮红不起泡为度。灸毕可用正红花油涂于施灸部位，一是防皮肤灼伤，二是增强艾灸活血化瘀、散寒止痛功效。每日1~2次，一般7~10次为1个疗程。

☞刮痧

取穴配穴：中极至气海、肾俞至膀胱俞。

操作方法：中极至气海从下往上刮拭，用力宜轻，实行补法，以皮肤变成紫红色或出痧为度。肾俞至膀胱俞用平补平泻法。

☞拔罐

取穴配穴：关元、中极、肾俞、膀胱俞、八髎。

操作方法：关元、中极用闪罐法，反复吸拔15~20次，肾俞、膀胱俞、八髎用走罐法至局部出现暗红为止。

☞ 穴位按摩

取穴配穴：关元、中极、三阴交、会阴穴。

操作方法：以双手叠放下丹田按揉，先顺时针，后逆时针各按揉36圈。其后以两手大拇指分别按压左右三阴交各36次。再以中指按压会阴18次，然后做提肛动作（前后二阴同提）18次。

阳　痿

治疗原则：温补肾阳，固本培元

☞ 针刺

取穴配穴：关元、中极、肾俞、三阴交。

操作方法：关元、中极针尖向下斜刺，力求针感向前阴传导，余穴常规针刺，留针30min。

☞ 温和灸

取穴配穴：肾俞、关元、阴陵泉、足三里。

操作方法：患者取合适体位，将艾条燃着一端，在所选定之穴位上空熏灸。先测度好距离，至患者感觉局部温热舒适而不灼烫，即固定不动（一般距皮肤约3cm）。每个穴位灸10～15min，以施灸部位出现红晕为度。每日1～2次，一般7～10次为1个疗程。

☞ 温灸盒灸

取穴配穴：中脘、气海、命门、肾俞。

操作方法：患者取合适体位，打开灸盒上面的盖子，将一段艾条点燃后固定在灸盒里，然后再把盖子合上，把灸盒固定在需灸部位上。因人们对温度的承受度不同，可自行调节，如感觉稍烫时，可通过调节灸盒进气口的大小或在灸盒下垫适当厚度的布，来调节艾灸盒的温度。每次灸15～30 min或艾条燃烧完，灸盒温度降下后，即可取下。每日1～2

次，一般7～10次为1个疗程。

隔附片灸

取穴配穴：神阙、志室。

操作方法：取熟附子一块，用水浸透后，切成厚0.2～0.3cm的附片，大小可据穴区所在部位和选用的艾炷大小而定，中间用针穿刺数孔。施灸时，让患者取合适体位，将其放置于穴位所在之处，置大或中等艾炷放在其上，点燃。待患者有局部灼痛感时，略略提起附片，或更换艾炷再灸。一般每次灸5～9壮，以皮肤局部潮红不起泡为度。灸毕可用正红花油涂于施灸部位，一是防皮肤灼伤，二是增强艾灸活血化瘀、散寒止痛功效。每日1～2次，一般7～10次为1个疗程。

刮痧

取穴配穴：心俞至肾俞、关元、三阴交。

操作方法：常规操作刮拭。

拔罐

取穴配穴：膈俞、胃俞、肾俞、命门、阳关、关元、中极。

操作方法：采用单纯拔罐法，留罐10～15min。

穴位按摩

取穴配穴：百会、命门、三阴交、曲骨、中极、关元、气海、阴交、足三里、涌泉、太溪、劳宫。

操作方法：每穴按揉2min，以局部酸胀感为佳。

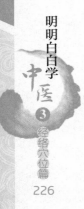

早　泄

治疗原则：固下元，理精宫

👉 针刺

取穴配穴：关元、三阴交、肾俞、精宫。

操作方法：常规针刺，留针30min，虚证用补法，实证用泻法。

👉 温和灸

取穴配穴：气海、三阴交。

操作方法：患者取合适体位，将艾条燃着一端，在所选定之穴位上空熏灸。先测度好距离，至患者感觉局部温热舒适而不灼烫，即固定不动（一般距皮肤约3cm）。每个穴位灸10～15min，以施灸部位出现红晕为度。每日1～2次，一般7～10次为1个疗程。

👉 温灸盒灸

取穴配穴：命门、肾俞。

操作方法：患者取合适体位，打开灸盒上面的盖子，将一段艾条点燃后固定在灸盒里，然后再把盖子合上，把灸盒固定在需灸部位上。因人们对温度的承受度不同，可自行调节，如感觉稍烫时，可通过调节灸盒进气口的大小或在灸盒下垫适当厚度的布，来调节艾灸盒的温度。每次灸15～30 min或艾条燃烧完，灸盒温度降下后，即可取下。每日1～2次，一般7～10次为1个疗程。

👉 隔姜灸

取穴配穴：心俞、白环俞。

操作方法：选新鲜老姜一块，切成厚0.2～0.3cm的姜片，大小可据穴区所在部位和选用的艾炷大小而定，中间用针穿刺数孔。施灸时，让患者取合适体位，将其放置于穴位所在之处，置大或中等艾炷放在其上，点燃。待患者有局部灼痛感时，略略提起姜片，或更换艾炷再灸。一般每次灸5～9壮，以皮肤局部潮红不起泡为度。灸毕可用正红花油涂于施灸部位，一是防皮肤灼伤，二是增强艾灸活血化瘀、散寒止痛功效。每日1～2次，一般7～10次为1个疗程。

☞拔罐

取穴配穴：肾俞、命门、志室、中极、膀胱俞。

操作方法：采用单纯拔罐法，留罐10～15min。

☞穴位按摩

取穴配穴：中脘、气海、关元、中极、天枢、足三里、三阴交、涌泉。

操作方法：采取点按、点揉、搓拿、点切等手法，每穴4～5min。

遗　精

治疗原则：固精止遗

☞针刺

取穴配穴：会阴、关元、肾俞、次髎、三阴交。

操作方法：会阴适当深刺，次髎最好刺入骶骨孔中，余穴常规针刺，留针30min。

☞温和灸

取穴配穴：中极、三阴交。

操作方法：患者取合适体位，将艾条燃着一端，在所选定之穴位上空熏灸。先测度好距离，至患者感觉局部温热舒适而不灼烫，即固定不动（一般距皮肤约3cm）。每个穴位灸10～15min，以施灸部位出现红晕为度。每日1～2次，一般7～10次为1个疗程。

☞ 温灸盒灸

取穴配穴：心俞、肾俞。

操作方法：患者取合适体位，打开灸盒上面的盖子，将一段艾条点燃后固定在灸盒里，然后再把盖子合上，把灸盒固定在需灸部位上。因人们对温度的承受度不同，可自行调节，如感觉稍烫时，可通过调节灸盒进气口的大小或在灸盒下垫适当厚度的布，来调节艾灸盒的温度。每次灸15～30 min或艾条燃烧完，灸盒温度降下后，即可取下。每日1～2次，一般7～10次为1个疗程。

☞ 刮痧

取穴配穴：肾俞、关元、内关、神门、三阴交。

操作方法：常规操作刮拭，直到皮肤发红为止。

☞ 拔罐

取穴配穴：气海、关元、三阴交、肾俞、次髎、志室。

操作方法：采用单纯拔罐法，留罐10～15min。

☞ 穴位按摩

取穴配穴：阴陵泉、三阴交、天枢、足三里、命门、神阙、阴交、气海、关元、四满、中注、太溪、照海。

操作方法：每穴按揉1min。

男性不育症

治疗原则：培元补肾，疏经调气

☞ 针刺

取穴配穴：气海、关元、三阴交、肾俞、次髎、秩边、足三里。

操作方法：次髎、秩边宜朝前阴方向深刺，使针感向前阴放散，余穴常规针刺，留针30min。

温和灸

取穴配穴：肾俞、气海。

操作方法：患者取合适体位，将艾条燃着一端，在所选定之穴位上空熏灸。先测度好距离，至患者感觉局部温热舒适而不灼烫，即固定不动（一般距皮肤约3cm）。每个穴位灸10～15min，以施灸部位出现红晕为度。每日1～2次，一般7～10次为1个疗程。

温灸盒灸

取穴配穴：关元。

操作方法：患者取合适体位，打开灸盒上面的盖子，将一段艾条点燃后固定在灸盒里，然后再把盖子合上，把灸盒固定在需灸部位上。因人们对温度的承受度不同，可自行调节，如感觉稍烫时，可通过调节灸盒进气口的大小或在灸盒下垫适当厚度的布，来调节艾灸盒的温度。每次灸15～30 min或艾条燃烧完，灸盒温度降下后，即可取下。每日1～2次，一般7～10次为1个疗程。

隔附片灸

取穴配穴：神阙、志室。

操作方法：取熟附子一块，用水浸透后，切成厚0.2～0.3cm的附片，大小可据穴区所在部位和选用的艾炷大小而定，中间用针穿刺数孔。施灸时，让患者取合适体位，将其放置于穴位所在之处，置大或中等艾炷放在其上，点燃。待患者有局部灼痛感时，略略提起附片，或更换艾炷再灸。一般每次灸5～9壮，以皮肤局部潮红不起泡为度。灸毕可用正红花油涂于施灸部位，一是防皮肤灼伤，二是增强艾灸活血化瘀、散寒止痛功效。每日1～2次，一般7～10次为1个疗程。

拔罐

取穴配穴：关元、气海、命门、肾俞、足三里。

操作方法：采用单纯拔罐法，留罐10～15min。

☯ 儿科常见病

小儿腹泻

治疗原则：运脾化湿

👉 **针刺**

取穴配穴：四缝穴、足三里、天枢。

操作方法：四缝穴用三棱针点刺出少许黄色、白色透明黏液；针刺足三里时要快速进针0.3～0.5寸深，捻转提插，平补平泻，不留针；天枢常规针刺，留针10min。

👉 **温和灸**

取穴配穴：足三里、中脘、上巨虚。

操作方法：患儿取合适体位，将艾条燃着一端，在所选定之穴位上空熏灸。先测度好距离，至患儿感觉局部温热舒适而不因灼烫哭闹，即固定不动（一般距皮肤约3cm）。每个穴位灸10～15min，以施灸部位出现红晕为度。每日1～2次。因小儿皮肤娇嫩，温和灸时注意高度以及时间，以防烫伤。

👉 **隔姜灸**

取穴配穴：神阙、天枢、大肠俞。

操作方法：选新鲜老姜一块，切成厚0.2～0.3cm的姜片，大小可据穴区所在部位和选用的艾炷大小而定，中间用针穿刺数孔。灸神阙时可将干燥的食盐放入脐中，填平脐孔后，在食盐上放置姜片。施灸时，让患儿取合适体位，将其放置于穴位所在之处，置中等艾炷放在其上，点燃。因患儿表达能力较差，进行隔姜灸时可穴位周围移动姜片，当艾柱燃烧三分之二时即更换艾炷再灸。一般每次灸5~9壮，以皮肤局部潮红不起泡为度。灸毕可用正红花油涂于施灸部位，一是防皮肤灼伤，二是增强艾灸活血化瘀、散寒止痛功效。每日1~2次。因小儿皮肤娇嫩，灸时注意高度以及时间，以防烫伤。

☞刮痧

取穴配穴：大肠俞、足三里。

操作方法：每个穴位约2 min，并用手绢保护皮肤，用力轻柔，皮肤表面出现潮红瘀斑即可。

☞拔罐

取穴配穴：神阙、天枢、中脘、气海。

操作方法：采用单纯拔罐法，留罐5~10min。

小儿厌食症

治疗原则：运脾开胃

☞针刺

取穴配穴：中脘、建里、梁门、足三里。

操作方法：常规针刺，留针30min。

☞温和灸

取穴配穴：中脘、建里、梁门、足三里。

操作方法：患儿取合适体位，将艾条燃着一端，在所选定之穴位上空熏灸。先测度好距离，至患儿感觉局部温热舒适而不因灼烫哭闹，即固定不动（一般距皮肤约3cm）。每个穴位灸10~15min，以施灸部位出现红晕为度。每日1~2次。因小儿皮肤娇嫩，温和灸时注意高度以及时间，以防烫伤。

☞隔姜灸

取穴配穴：脾俞、胃俞。

操作方法：选新鲜老姜一块，切成厚0.2～0.3cm的姜片，大小可据穴区所在部位和选用的艾炷大小而定，中间用针穿刺数孔。灸神阙时可将干燥的食盐放入脐中，填平脐孔后，在食盐上放置姜片。施灸时，让患儿取合适体位，将其放置于穴位所在之处，置中等艾炷放在其上，点燃。因患儿表达能力较差，进行隔姜灸时可穴位周围移动姜片，当艾柱燃烧三分之二时即更换艾炷再灸。一般每次灸5～9壮，以皮肤局部潮红不起泡为度。灸毕可用正红花油涂于施灸部位，一是防皮肤灼伤，二是增强艾灸活血化瘀、散寒止痛功效。每日1～2次。因小儿皮肤娇嫩，灸时注意高度以及时间，以防烫伤。

☞拔罐

取穴配穴：中脘、天枢、气海、胃俞、脾俞、足三里。

操作方法：采用单纯拔罐法，留罐10～15min。

☞穴位按摩

取穴配穴：陷谷、内庭。

操作方法：用拇指由陷谷推至内庭，如患儿配合，可适当用力，每次10～15 min，至穴位局部皮肤发红为止。

小 儿 流 涎

治疗原则：健脾益气

☞针刺

取穴配穴：廉泉三针（廉泉及左右旁开1寸）、地仓、颊车。

操作方法：廉泉三针采用快速进针，进针方向向舌根斜刺0.5～0.8寸，强刺激，快速捻转20～30s后出针，不留针；地仓透颊车，留针

20min。

取穴配穴：中脘、建里、足三里。

操作方法：患儿取合适体位，将艾条燃着一端，在所选定之穴位上空熏灸。先测度好距离，至患儿感觉局部温热舒适而不因灼烫哭闹，即固定不动（一般距皮肤约3cm）。每个穴位灸10～15min，以施灸部位出现红晕为度。每日1～2次。因小儿皮肤娇嫩，温和灸时注意高度以及时间，以防烫伤。

☞隔姜灸

取穴配穴：脾俞、胃俞、神阙。

操作方法：选新鲜老姜一块，切成厚0.2～0.3cm的姜片，大小可据穴区所在部位和选用的艾炷大小而定，中间用针穿刺数孔。灸神阙时可将干燥的食盐放入脐中，填平脐孔后，在食盐上放置姜片。施灸时，让患儿取合适体位，将其放置于穴位所在之处，置中等艾炷放在其上，点燃。因患儿表达能力较差，进行隔姜灸时可穴位周围移动姜片，当艾柱燃烧三分之二时即更换艾炷再灸。一般每次灸5～9壮，以皮肤局部潮红不起泡为度。灸毕可用正红花油涂于施灸部位，一是防皮肤灼伤，二是增强艾灸活血化瘀、散寒止痛功效。每日1～2次。因小儿皮肤娇嫩，灸时注意高度以及时间，以防烫伤。

夜 尿 症

治疗原则：温补下元，固涩膀胱

☞针刺

取穴配穴：中极、关元、膀胱俞、三阴交。

操作方法：中极、关元直刺或向下斜刺，使针感下达阴部为佳，余穴常规针刺，留针30min。

☞ 温和灸

取穴配穴：中极、膀胱俞、三阴交。

操作方法：患儿取合适体位，将艾条燃着一端，在所选定之穴位上空熏灸。先测度好距离，至患儿感觉局部温热舒适而不因灼烫哭闹，即固定不动（一般距皮肤约3cm）。每个穴位灸10～15min，以施灸部位出现红晕为度。每日1～2次。因小儿皮肤娇嫩，温和灸时注意高度以及时间，以防烫伤。

☞ 隔姜灸

取穴配穴：关元、肾俞。

操作方法：选新鲜老姜一块，切成厚0.2～0.3cm的姜片，大小可据穴区所在部位和选用的艾炷大小而定，中间用针穿刺数孔。施灸时，让患儿取合适体位，将其放置于穴位所在之处，置中等艾炷放在其上，点燃。因患儿表达能力较差，进行隔姜灸时可穴位周围移动姜片，当艾柱燃烧三分之二时即更换艾炷再灸。一般每次灸5～9壮，以皮肤局部潮红不起泡为度。灸毕可用正红花油涂于施灸部位，一是防皮肤灼伤，二是增强艾灸活血化瘀、散寒止痛功效。每日1～2次。因小儿皮肤娇嫩，灸时注意高度以及时间，以防烫伤。

☞ 刮痧

取穴配穴：肾俞、肺俞、关元、中极、足三里、三阴交。

操作方法：以刮痧手法的补法为主，反复刮拭。背部及腹部、四肢由上而下刮拭约10min，轻者出现潮红，重者则出现紫色瘀点。

☞ 拔罐

取穴配穴：肾俞、中极、关元、曲骨。

操作方法：采用单纯拔罐法，留罐5～10min。

小儿夜啼

治疗原则：镇惊安神

☞针刺

取穴配穴：巨阙、四缝、中冲。

操作方法：巨阙不可直刺、深刺；四缝点刺后用手挤出少许澄清黄白色液体或血；中冲点刺挤出血液少许。针刺后均不留针。

☞温和灸

取穴配穴：足三里、脾俞。

操作方法：患儿取合适体位，将艾条燃着一端，在所选定之穴位上空熏灸。先测度好距离，至患儿感觉局部温热舒适而不因灼烫哭闹，即固定不动（一般距皮肤约3cm）。每个穴位灸10~15min，以施灸部位出现红晕为度。每日1~2次。因小儿皮肤娇嫩，温和灸时注意高度以及时间，以防烫伤。

☞隔姜灸

取穴配穴：神阙。

操作方法：选新鲜老姜一块，切成厚0.2~0.3cm的姜片，大小可据穴区所在部位和选用的艾炷大小而定，中间用针穿刺数孔。灸神阙时可将干燥的食盐放入脐中，填平脐孔后，在食盐上放置姜片。施灸时，让患儿取合适体位，将其放置于穴位所在之处，置中等艾炷放在其上，点燃。因患儿表达能力较差，进行隔姜灸时可穴位周围移动姜片，当艾炷燃烧三分之二时即更换艾炷再灸。一般每次灸5~9壮，以皮肤局部潮红不起泡为度。灸毕可用正红花油涂于施灸部位，一是防皮肤灼伤，二是增强艾灸活血化瘀、散寒止痛功效。每日1~2次。因小儿皮肤娇嫩，灸时注意高度以及时间，以防烫伤。

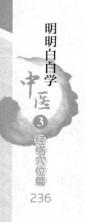

☞ **穴位按摩**

取穴配穴：十宣、四缝、三关、劳宫、神门、大陵穴。

操作方法：拇指点掐十宣、四缝、三关各3～5次，继以按揉劳宫、大陵、神门各20～40次。

☯ 皮肤科、外科常见病

湿　疹

治疗原则：清热祛风除湿

☞ **针刺**

取穴配穴：曲池、足三里、三阴交、阴陵泉、皮损局部。

操作方法：经穴常规针刺，留针15min，皮损局部用皮肤针重叩出血后，再拔火罐。急性期每日1次，慢性期隔日1次。

☞ **温和灸**

取穴配穴：陶道、神门、阴陵泉。

操作方法：患者取合适体位，将艾条燃着一端，在所选定之穴位上空熏灸。先测度好距离，至患者感觉局部温热舒适而不灼烫，即固定不动（一般距皮肤约3cm）。每个穴位灸10～15min，以施灸部位出现红晕为度。每日1～2次，一般7～10次为1个疗程。

☞ **温灸盒灸**

取穴配穴：肺俞、膈俞、脾俞。

操作方法：患者取合适体位，打开灸盒上面的盖子，将一段艾条点燃后固定在灸盒里，然后再把盖子合上，把灸盒固定在需灸部位上。因人们对温度的承受度不同，可自行调节，如感觉稍烫时，可通过调节灸盒进气口的大小或在灸盒下垫适当厚度的布，来调节艾灸盒的温度。每次灸15～30 min或艾条燃烧完，灸盒温度降下后，即可取下。每日1～2次，一般7～10次为1个疗程。

☞ 隔姜灸

取穴配穴：曲池、血海。

操作方法：选新鲜老姜一块，切成厚0.2～0.3cm的姜片，大小可据穴区所在部位和选用的艾炷大小而定，中间用针穿刺数孔。施灸时，让患者取合适体位，将其放置于穴位所在之处，置大或中等艾炷放在其上，点燃。待患者有局部灼痛感时，略略提起姜片，或更换艾炷再灸。一般每次灸5～9壮，以皮肤局部潮红不起泡为度。灸毕可用正红花油涂于施灸部位，一是防皮肤灼伤，二是增强艾灸活血化瘀、散寒止痛功效。每日1～2次，一般7～10次为1个疗程。

☞ 刮痧

取穴配穴：阴包、阴廉、太冲、足五里。

操作方法：先自上而下刮拭阴包20次，手法宜轻，再刮拭其他穴位。

☞ 拔罐

取穴配穴：病灶局部，大椎、灵台、肺俞、曲池、血海、三阴交。

操作方法：大椎用刺络拔罐法，余穴用单纯拔罐法，均留罐10～15min。

带 状 疱 疹

治疗原则：清热利湿，行气止痛

☞ 针刺

取穴配穴：支沟、阴陵泉、行间、夹脊穴、皮损局部。

操作方法：皮损局部围刺，余穴常规针刺，留针30min，每日1次。

☞ **温和灸**

取穴配穴：支沟、阴陵泉、行间。

操作方法：患者取合适体位，将艾条燃着一端，在所选定之穴位上空熏灸。先测度好距离，至患者感觉局部温热舒适而不灼烫，即固定不动（一般距皮肤约3cm）。每个穴位灸10～15min，以施灸部位出现红晕为度。每日1～2次。

☞ **温灸盒灸**

取穴配穴：肝俞、膈俞、脾俞。

操作方法：患者取合适体位，打开灸盒上面的盖子，将一段艾条点燃后固定在灸盒里，然后再把盖子合上，把灸盒固定在需灸部位上。因人们对温度的承受度不同，可自行调节，如感觉稍烫时，可通过调节灸盒进气口的大小或在灸盒下垫适当厚度的布，来调节艾灸盒的温度。每次灸15～30 min或艾条燃烧完，灸盒温度降下后，即可取下。每日1～2次。注意艾灸盒勿接触到皮损之处，避免加重皮损的程度。

☞ **刮痧**

取穴配穴：曲池、合谷、支沟、血海、三阴交、太冲、阳陵泉、痛区局部。

操作方法：常规操作刮拭，可配合放血治疗。

☞ **拔罐**

取穴配穴：皮损区。

操作方法：采用梅花针叩刺后拔罐法，先用梅花针叩刺皮损区至皮肤微出血为度，再拔罐，留罐5～10min。

☞ **穴位按摩**

取穴配穴：患侧夹脊穴。

操作方法：采用补、泻、调、按等手法进行穴位按摩，根据患者耐受程度施以适宜力度，使其感受到酸、麻、胀为宜，每次约10min。

荨 麻 疹

治疗原则：宣气行血，祛风止痒

👉 针刺

取穴配穴：曲池、合谷、血海、三阴交、膈俞。

操作方法：常规针刺，留针30min，急性者每日治疗1～2次，慢性者隔日1次；也可以在曲池、血海做自血疗法（抽患者的静脉血注射到患者皮下，是一种非特异性刺激疗法。其目的是为了增强机体免疫力）治疗。

👉 温和灸

取穴配穴：风市、血海。

操作方法：患者取合适体位，将艾条燃着一端，在所选定之穴位上空熏灸。先测度好距离，至患者感觉局部温热舒适而不灼烫，即固定不动（一般距皮肤约3cm）。每个穴位灸10～15min，以施灸部位出现红晕为度。每日1～2次，一般7～10次为1个疗程。

👉 温灸盒灸

取穴配穴：风门、肺俞、膈俞、脾俞。

操作方法：患者取合适体位，打开灸盒上面的盖子，将一段艾条点燃后固定在灸盒里，然后再把盖子合上，把灸盒固定在需灸部位上。因人们对温度的承受度不同，可自行调节，如感觉稍烫时，可通过调节灸盒进气口的大小或在灸盒下垫适当厚度的布，来调节艾灸盒的温度。每次灸15～30 min或艾条燃烧完，灸盒温度降下后，即可取下。每日1～2次，一般7～10次为1个疗程。

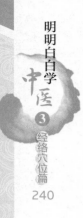

☞**隔姜灸**

取穴配穴：肩髃、曲池。

操作方法：选新鲜老姜一块，切成厚0.2～0.3cm的姜片，大小可据穴区所在部位和选用的艾炷大小而定，中间用针穿刺数孔。施灸时，让患者取合适体位，将其放置于穴位所在之处，置大或中等艾炷放在其上，点燃。待患者有局部灼痛感时，略略提起姜片，或更换艾炷再灸。一般每次灸5～9壮，以皮肤局部潮红不起泡为度。灸毕可用正红花油涂于施灸部位，一是防皮肤灼伤，二是增强艾灸活血化瘀、散寒止痛功效。每日1～2次，一般7～10次为1个疗程。

☞**刮痧**

取穴配穴：内关、肝俞、脾俞、肺俞、阿是穴、臂臑。

操作方法：每穴刮拭3min。

☞**拔罐**

取穴配穴：大椎、曲池、委中、血海。

操作方法：采用单纯拔罐法，留罐20min。

脱　发

治疗原则：补肾生发

☞**针刺**

取穴配穴：百会、头维、风池、足三里、脱发区。

操作方法：用梅花针叩刺脱发区，余穴常规针刺，留针30min。

☞**温和灸**

取穴配穴：百会、通天、大椎。

操作方法：患者取合适体位，将艾条燃着一端，在所选定之穴位上空熏灸。先测度好距离，至患者感觉局部温热舒适而不灼烫，即固定不动（一般距皮肤约3cm）。每个穴位灸10~15min，以施灸部位出现红晕为度。每日1~2次。

☞ 温灸盒灸

取穴配穴：肾俞、肝俞。

操作方法：患者取合适体位，打开灸盒上面的盖子，将一段艾条点燃后固定在灸盒里，然后再把盖子合上，把灸盒固定在需灸部位上。因人们对温度的承受度不同，可自行调节，如感觉稍烫时，可通过调节灸盒进气口的大小或在灸盒下垫适当厚度的布，来调节艾灸盒的温度。每次灸15~30 min或艾条燃烧完，灸盒温度降下后，即可取下。每日1~2次。

☞ 隔姜灸

取穴配穴：气海、血海、足三里。

操作方法：选新鲜老姜一块，切成厚0.2~0.3cm的姜片，大小可据穴区所在部位和选用的艾炷大小而定，中间用针穿刺数孔。施灸时，让患者取合适体位，将其放置于穴位所在之处，置大或中等艾炷放在其上，点燃。待患者有局部灼痛感时，略略提起姜片，或更换艾炷再灸。一般每次灸5~9壮，以皮肤局部潮红不起泡为度。灸毕可用正红花油涂于施灸部位，一是防皮肤灼伤，二是增强艾灸活血化瘀、散寒止痛功效。每日1~2次。

☞ 刮痧

取穴配穴：全头、颈部3条线、背部督脉及两侧膀胱经、中极、关元、足三里、涌泉。

操作方法：头部手法宜轻。

☞ 拔罐

取穴配穴：血海、膈俞、足三里、三阴交、心俞、肺俞、肝俞、脾俞、肾俞。

操作方法：采用闪罐、留罐和走罐法。血海、膈俞用闪罐法反复吸拔10余次，足三里、三阴交留罐10min，背俞穴采用走罐法至局部出现暗紫色瘀斑为止。

穴位按摩

取穴配穴：攒竹、太阳、头维、风池、翳风、缺盆、肩井、百会、肺俞、肾俞。

操作方法：采用按、揉、运法按摩6～12次，再在哑门至大椎、胸锁乳突肌处采用搓拿法按摩5～15次。

皮肤瘙痒症

治疗原则：祛风止痒，调理气血

针刺

取穴配穴：曲池、血海、风市、膈俞。

操作方法：膈俞向下或朝脊柱方向斜刺1寸左右，余穴常规针刺，留针30min。

温和灸

取穴配穴：曲池、血海。

操作方法：患者取合适体位，将艾条燃着一端，在所选定之穴位上空熏灸。先测度好距离，至患者感觉局部温热舒适而不灼烫，即固定不动（一般距皮肤约3cm）。每个穴位灸10～15min，以施灸部位出现红晕为度。每日1～2次，一般7～10次为1个疗程。

温灸盒灸

取穴配穴：风门、肺俞。

操作方法：患者取合适体位，打开灸盒上面的盖子，将一段艾条点燃后固定在灸盒里，然后再把盖子合上，把灸盒固定在需灸部位上。因人们对温度的承受度不同，可自行调节，如感觉稍烫时，可通过调节灸盒进气口的大小或在灸盒下垫适当厚度的布，来调节艾灸盒的温度。每次灸15～30 min或艾条燃烧完，灸盒温度降下后，即可取下。每日1～2次，一般7～10次为1个疗程。

☞ 隔姜灸

取穴配穴：风市。

操作方法：选新鲜老姜一块，切成厚0.2～0.3cm的姜片，大小可据穴区所在部位和选用的艾炷大小而定，中间用针穿刺数孔。施灸时，让患者取合适体位，将其放置于穴位所在之处，置大或中等艾炷放在其上，点燃。待患者有局部灼痛感时，略略提起姜片，或更换艾炷再灸。一般每次灸5～9壮，以皮肤局部潮红不起泡为度。灸毕可用正红花油涂于施灸部位，一是防皮肤灼伤，二是增强艾灸活血化瘀、散寒止痛功效。每日1～2次，一般7～10次为1个疗程。

☞ 刮痧

取穴配穴：膈俞、曲池、血海、三阴交、神门、背部督脉及两侧膀胱经。

操作方法：手法可根据患者体质和病情选用，实证用泻法（刮试力度大、速度快）或平补平泻法（刮试力度中等、速度介于泻法和补法之间）；虚证则用补法（刮试力度小、速度慢）。

☞ 拔罐

取穴配穴：大椎、风门、肺俞、脾俞。

操作方法：采用梅花针叩刺后拔罐法。先用梅花针叩刺所选穴位使其局部微出血，然后留罐10～15min。

☞ 穴位按摩

取穴配穴：曲池、血海、足三里、大椎。

操作方法：每穴按揉1～2min，以局部感觉酸胀为宜。

慢性阑尾炎

治疗原则：活血化瘀，行气止痛

☞ **针刺**

取穴配穴：阿是穴、阑尾、曲池、上巨虚。

操作方法：针刺右下腹阿是穴，轻刺激，遇抵抗感时停止进针，余穴常规针刺，留针30min。

☞ **温和灸**

取穴配穴：上巨虚、曲池、合谷。

操作方法：患者取合适体位，将艾条燃着一端，在所选定之穴位上空熏灸。先测度好距离，至患者感觉局部温热舒适而不灼烫，即固定不动（一般距皮肤约3cm）。每个穴位灸10～15min，以施灸部位出现红晕为度。每日1～2次，一般7～10次为1个疗程。

☞ **温灸盒**

取穴配穴：中脘、天枢、局部压痛点。

操作方法：患者取合适体位，打开灸盒上面的盖子，将一段艾条点燃后固定在灸盒里，然后再把盖子合上，把灸盒固定在需灸部位上。因人们对温度的承受度不同，可自行调节，如感觉稍烫时，可通过调节灸盒进气口的大小或在灸盒下垫适当厚度的布，来调节艾灸盒的温度。每次灸15～30 min或艾条燃烧完，灸盒温度降下后，即可取下。每日1～2次，一般7～10次为1个疗程。

☞ **隔姜灸**

取穴配穴：足三里、阑尾。

操作方法：选新鲜老姜一块，切成厚0.2～0.3cm的姜片，大小可据穴区所在部位和选用的艾炷大小而定，中间用针穿刺数孔。施灸时，让患者取合适体位，将其放置于穴位所在之处，置大或中等艾炷放在其上，点燃。待患者有局部灼痛感时，略略提起姜片，或更换艾炷再灸。一般每次灸5～9壮，以皮肤局部潮红不起泡为度。灸毕可用正红花油涂于施灸部位，一是防皮肤灼伤，二是增强艾灸活血化瘀、散寒止痛功效。每日1～2次，一般7～10次为1个疗程。

术后肠粘连

治疗原则：行气活血化瘀

☞针刺

取穴配穴：大横、中脘、天枢、关元、气海、支沟、足三里、上巨虚、下巨虚。

操作方法：常规针刺，留针30min。

☞温和灸

取穴配穴：大横、上巨虚。

操作方法：患者取合适体位，将艾条燃着一端，在所选定之穴位上空熏灸。先测度好距离，至患者感觉局部温热舒适而不灼烫，即固定不动（一般距皮肤约3cm）。每个穴位灸10～15min，以施灸部位出现红晕为度。每日1～2次，一般7～10次为1个疗程。

☞拔罐

取穴配穴：神阙、大肠俞、次髎、气海。

操作方法：采用单纯拔罐法，留罐10～15min。

术后腹胀

治疗原则：调和肠胃，行气消胀

👉 针刺

取穴配穴：足三里、天枢、关元、上巨虚、下巨虚、阳陵泉。

操作方法：常规针刺，泻法，留针30min。

👉 温和灸

取穴配穴：上巨虚。

操作方法：患者取合适体位，将艾条燃着一端，在所选定之穴位上空熏灸。先测度好距离，至患者感觉局部温热舒适而不灼烫，即固定不动（一般距皮肤约3cm）。每个穴位灸10～15min，以施灸部位出现红晕为度。每日1～2次，一般7～10次为1个疗程。

👉 拔罐

取穴配穴：足三里、上巨虚、下巨虚。

操作方法：采用单纯拔罐法，留罐10min。

👉 穴位按摩

取穴配穴：天枢、关元、气海。

操作方法：点揉每穴3～5min，然后顺时针方向按摩腹部，避开手术区，力度由轻到重，随时观察患者反应，以患者舒适为度。

五官科常见病

治疗原则：温肺固表，疏散风寒

☞针刺

取穴配穴：印堂、迎香、上迎香、合谷、大椎、风池、肺俞。

操作方法：针刺风池，针尖向鼻尖方向斜刺，得气后行捻转补泻法5s，使针感传向鼻根。迎香、上迎香斜向鼻根部平刺，得气后行捻转补泻法5s，使针感达到鼻腔，产生较强的酸胀感。留针30min。

☞温和灸

取穴配穴：百会、上星、印堂、迎香。

操作方法：患者取合适体位，将艾条燃着一端，在所选定之穴位上空熏灸。先测度好距离，至患者感觉局部温热舒适而不灼烫，即固定不动（一般距皮肤约3cm）。每个穴位灸10～15min，以施灸部位出现红晕为度。每日1～2次，一般7～10次为1个疗程。注意对患者眼鼻的保护，防止灼伤；可滴眼药水以保护眼角膜。

☞温灸盒灸

取穴配穴：风门、脾俞、肾俞。

操作方法：患者取合适体位，打开灸盒上面的盖子，将一段艾条点燃后固定在灸盒里，然后再把盖子合上，把灸盒固定在需灸部位上。因人们对温度的承受度不同，可自行调节，如感觉稍烫时，可通过调节灸盒进气口的大小或在灸盒下垫适当厚度的布，来调节艾灸盒的温度。每次灸15～30 min或艾条燃烧完，灸盒温度降下后，即可取下。每日1～2次，一般7～10次为1个疗程。

☞ 隔姜灸

取穴配穴：肺俞、命门、足三里。

操作方法：选新鲜老姜一块，切成厚0.2～0.3cm的姜片，大小可据穴区所在部位和选用的艾炷大小而定，中间用针穿刺数孔。施灸时，让患者取合适体位，将其放置于穴位所在之处，置大或中等艾炷放在其上，点燃。待患者有局部灼痛感时，略略提起姜片，或更换艾炷再灸。一般每次灸5～9壮，以皮肤局部潮红不起泡为度。灸毕可用正红花油涂于施灸部位，一是防皮肤灼伤，二是增强艾灸活血化瘀、散寒止痛功效。每日1～2次，一般7～10次为1个疗程。

☞ 刮痧

取穴配穴：风门、肺俞、心俞、列缺、孔最、尺泽、迎香、曲池、商阳。

操作方法：从上至下，由内而外顺穴用力均匀柔和而刮，刮拭10min，以皮肤发红及皮下有瘀点、瘀斑为度。

☞ 拔罐

取穴配穴：大椎、肺俞。

操作方法：采用闪罐和留罐法，先闪罐至皮肤潮红后，再留罐15min。

☞ 穴位按摩

取穴配穴：印堂、迎香穴、风府、风池、大椎、合谷。

操作方法：每穴按摩2min，可见皮肤微微发红为止。

慢 性 鼻 炎

治疗原则：祛邪通窍，行气活血

☞针刺

取穴配穴：百会、四神聪、风池、印堂、阿是穴。

操作方法：印堂点刺出血，迎香施以快刺，余穴常规针刺，留针30min，隔日1次。

☞温和灸

取穴配穴：攒竹、素髎、阳白。

操作方法：患者取合适体位，将艾条燃着一端，在所选定之穴位上空熏灸。先测度好距离，至患者感觉局部温热舒适而不灼烫，即固定不动（一般距皮肤约3cm）。每个穴位灸10～15min，以施灸部位出现红晕为度。每日1～2次，一般7～10次为1个疗程。注意对患者眼鼻的保护，防止灼伤；可滴眼药水以保护眼角膜。

☞温灸盒灸

取穴配穴：大椎、关元、脾俞。

操作方法：患者取仰卧位或俯卧位，打开灸盒上面的盖子，将一段艾条点燃后固定在灸盒里，然后再把盖子合上，把灸盒固定在需灸部位上。因人们对温度的承受度不同，可自行调节，如感觉稍烫时，可通过调节灸盒进气口的大小或在灸盒下垫适当厚度的布，来调节艾灸盒的温度。每次灸15～30 min或艾条燃烧完，灸盒温度降下后，即可取下。每日1～2次，一般7～10次为1个疗程。

☞隔姜灸

取穴配穴：肺俞、合谷、胃俞。

操作方法：选新鲜老姜一块，切成厚0.2～0.3cm的姜片，大小可据穴区所在部位和选用的艾炷大小而定，中间用针穿刺数孔。施灸时，让患者取合适体位，将其放置于穴位所在之处，置大或中等艾炷放在其上，点燃。待患者有局部灼痛感时，略略提起姜片，或更换艾炷再灸。一般每次灸5~9壮，以皮肤局部潮红不起泡为度。灸毕可用正红花油涂于施灸部位，一是防皮肤灼伤，二是增强艾灸活血化瘀、散寒止痛功效。每日1~2次，一般7~10次为1个疗程。

☞刮痧

取穴配穴：双侧胆俞至脾俞、项丛刮（从耳后刮到脖子）、肩胛环（在肩胛部，以膏肓为核心，包括两肩胛骨在内之椭圆形皮区）。

操作方法：刮拭胆俞至脾俞、项丛刮、肩胛环，直至刮出痧点。

☞拔罐

取穴配穴：孔最、足三里、肺俞、风门、脾俞。

操作方法：采用闪罐、留罐和走罐法。孔最用闪罐法反复吸拔10余次，足三里留罐10min，肺俞、风门、脾俞走罐至局部出现暗红瘀斑为止。

☞穴位按摩

取穴配穴：肺俞至脾俞、印堂至百会、迎香、头维、尺泽至列缺、足三里至条口、风府、风池、合谷。

操作方法：由肺俞至脾俞按揉5~8min，由印堂至百会按揉4~6遍，然后双手中指按揉迎香及头维各1min，接着双拇指重叠由上而下按揉尺泽至列缺一段，每侧3~5遍，再以同样的方法按揉足三里至条口一段。点按风府穴，拿风池，点合谷结束。

近 视

治疗原则：通络活血，养肝明目

☞针刺

取穴配穴：睛明、四白、太阳、风池、光明。

操作方法：针刺睛明时应固定眼球，轻柔进针，不行提插捻转手法，出针时较长时间压迫针孔，风池注意把握针刺方向、角度和深度，以免刺入枕骨大孔，光明针尖朝上斜刺，使针感能向上传导。

☞温和灸

取穴配穴：承泣、睛明、四白。

操作方法：患者取坐位，将艾条燃着一端，在所选定之穴位上空熏灸。先测度好距离，至患者感觉局部温热舒适而不灼烫，即固定不动（一般距皮肤约3cm）。每个穴位灸10～15min，以施灸部位出现红晕为度。每日1～2次，一般7～10次为1个疗程。面部肌肤娇嫩，眼睛容易灼伤，注意对眼周皮肤的保护，可滴眼药水以保护眼角膜。

☞温灸盒灸

取穴配穴：光明、翳明、肝俞。

操作方法：患者取合适体位，打开灸盒上面的盖子，将一段艾条点燃后固定在灸盒里，然后再把盖子合上，把灸盒固定在需灸部位上。因人们对温度的承受度不同，可自行调节，如感觉稍烫时，可通过调节灸盒进气口的大小或在灸盒下垫适当厚度的布，来调节艾灸盒的温度。每次灸15～30 min或艾条燃烧完，灸盒温度降下后，即可取下。每日1～2次，一般7～10次为1个疗程。

☞隔姜灸

取穴配穴：风池、养老、攒竹。

操作方法：选新鲜老姜一块，切成厚0.2～0.3cm的姜片，大小可据穴区所在部位和选用的艾炷大小而定，中间用针穿刺数孔。施灸时，让患者取合适体位，将其放置于穴位所在之处，置大或中等艾炷放在其上，点燃。待患者有局部灼痛感时，略略提起姜片，或更换艾炷再灸。一般每次灸5～9壮，以皮肤局部潮红不起泡为度。灸毕可用正红花油涂于施灸部位，一是防皮肤灼伤，二是增强艾灸活血化瘀、散寒止痛功效。每日1～2次，一般7～10次为1个疗程。

☞刮痧

取穴配穴：攒竹、睛明、瞳子髎、承泣、风池、光明。

操作方法：瞳子髎由前往后、承泣由上而下刮拭，脸部穴位用力宜轻，光明以局部皮肤发红为度。

☞拔罐

取穴配穴：臂臑、足三里、光明、三阴交、肝俞、肾俞。

操作方法：采用闪罐、留罐和走罐法。光明用闪罐法反复吸拔10余次，臂臑、足三里、三阴交留罐10min，肝俞、肾俞走罐至局部出现暗红瘀斑为止。

☞穴位按摩

取穴配穴：睛明、攒竹、鱼腰、丝竹空、太阳、承泣、四白、百会、四神聪、风池、合谷、神门。

操作方法：开天门、分推前额，用轻快的手法从睛明推至攒竹，再沿眼眶做眼周环形治疗，然后重点点按太阳、攒竹、丝竹空、睛明、承泣、鱼腰等穴位致有酸胀感，按摩百会、四神聪，揉拿风池，拿肩井，点压合谷、神门。

视神经萎缩

治疗原则：滋补肝肾，通络活血

☞针刺

取穴配穴：风池、百会、太阳、上睛明、球后、承泣、合谷。

操作方法：眼眶区穴直刺不施手法，余穴行小幅度捻转提插平泻法，使局部有胀感，留针30min，每日1次。

☞ 温和灸

取穴配穴：睛明、风池、养老。

操作方法：患者取坐位，将艾条燃着一端，在所选定之穴位上空熏灸。先测定好距离，至患者感觉局部温热舒适而不灼烫，即固定不动（一般距皮肤约3cm）。每个穴位灸10～15min，以施灸部位出现红晕为度。每日1～2次，一般7～10次为1个疗程。面部肌肤娇嫩，眼睛容易灼伤，注意对眼周皮肤的保护，可滴眼药水以保护眼角膜。

☞ 温灸盒灸

取穴配穴：肾俞、肝俞、臂臑。

操作方法：患者取合适体位，打开灸盒上面的盖子，将一段艾条点燃后固定在灸盒里，然后再把盖子合上，把灸盒固定在需灸部位上。因人们对温度的承受度不同，可自行调节，如感觉稍烫时，可通过调节灸盒进气口的大小或在灸盒下垫适当厚度的布，来调节艾灸盒的温度。每次灸15～30 min或艾条燃烧完，灸盒温度降下后，即可取下。每日1～2次，一般7～10次为1个疗程。

☞ 隔姜灸

取穴配穴：足三里、光明、三阴交。

操作方法：选新鲜老姜一块，切成厚0.2～0.3cm的姜片，大小可据穴区所在部位和选用的艾炷大小而定，中间用针穿刺数孔。施灸时，让患者取合适体位，将其放置于穴位所在之处，置大或中等艾炷放在其上，点燃。待患者有局部灼痛感时，略略提起姜片，或更换艾炷再灸。一般每次灸5～9壮，以皮肤局部潮红不起泡为度。灸毕可用正红花油涂于施灸部位，一是防皮肤灼伤，二是增强艾灸活血化瘀、散寒止痛功效。每日1～2次，一般7～10次为1个疗程。

☞ 刮痧

取穴配穴：攒竹、丝竹空、光明、太阳、承泣、翳明。

操作方法：攒竹、丝竹空、承泣点按1min，余穴刮拭时路线尽量拉长，以患者能够承受的力度为宜。

拔罐

取穴配穴：脾俞、肾俞、神阙、气海、足三里。

操作方法：采用单纯拔罐法，留罐10～15min。

黄斑变性

治疗原则：调补肝肾，养血通络

针刺

取穴配穴：光明、睛明、攒竹、太阳、四白、阳白、瞳子髎、风池、肝俞、肾俞、脾俞、丰隆。

操作方法：眼周针刺时防止出血，进针时用补法，行针时用弹法，起针时用补法。

温和灸

取穴配穴：承泣、风池、翳明、太冲。

操作方法：患者取坐位，将艾条燃着一端，在所选定之穴位上空熏灸。先测度好距离，至患者感觉局部温热舒适而不灼烫，即固定不动（一般距皮肤约3cm）。每个穴位灸10～15min，以施灸部位出现红晕为度。每日1～2次，一般7～10次为1个疗程。面部肌肤娇嫩，眼睛容易灼伤，注意对眼周皮肤的保护，可滴眼药水以保护眼角膜。

穴位按摩

取穴配穴：攒竹、太阳、四白、风池、肝俞、肾俞。

操作方法：每穴按摩2～3min，可见皮肤微微发红为止。

耳鸣耳聋

治疗原则：清肝益肾，疏养耳窍

☞针刺

取穴配穴：耳门、听宫、听会、翳风、中渚、侠溪。

操作方法：耳周腧穴的针感要求向耳底或耳周传导，余穴常规针刺，留针30min。每日1次。

☞温和灸

取穴配穴：听宫、听会、翳风。

操作方法：患者取坐位，将艾条燃着一端，在所选定之穴位上空熏灸。先测度好距离，至患者感觉局部温热舒适而不灼烫，即固定不动（一般距皮肤约3cm）。每个穴位灸10～15min，以施灸部位出现红晕为度。每日1～2次，一般7～10次为1个疗程。

☞刮痧

取穴配穴：翳风、风池、听会、听宫、耳门、外关、中渚、太溪。

操作方法：每穴刮拭3min，并可配合点按的手法，以局部皮肤发红为度。

☞拔罐

取穴配穴：太阳、耳门、听宫、曲泽。

操作方法：采用刺络拔罐法。先用三棱针点刺出血，血止后再留罐5～15min，隔日治疗1次。

☞穴位按摩

取穴配穴：听宫、中渚、足三里、太溪。

操作方法：听宫按压1min，中渚按揉1min，足三里、太溪各按压10～20次，力度稍重。

口 疮

治疗原则：清热泻火，引火归元

👉针刺

取穴配穴：金津、玉液、少泽。

操作方法：三棱针点刺金津、玉液、少泽，挤压出血，每穴3～5滴。

👉温和灸

取穴配穴：地仓、廉泉、合谷。

操作方法：患者取坐位，将艾条燃着一端，在所选定之穴位上空熏灸。先测度好距离，至患者感觉局部温热舒适而不灼烫，即固定不动（一般距皮肤约3cm）。每个穴位灸10～15min，以施灸部位出现红晕为度。每日1～2次，一般7～10次为1个疗程。面部肌肤娇嫩，注意对其的保护。

👉拔罐

取穴配穴：大椎、心俞、商阳、少冲。

操作方法：采用梅花针叩刺后拔罐。大椎、心俞用梅花针叩刺10余次后留罐10min，商阳、少冲用三棱针点刺放血。隔日1次。

慢 性 咽 炎

治疗原则：养阴利咽，化痰散结

👉针刺

取穴配穴：人迎、廉泉、天突、合谷、照海、足三里、涌泉、太溪、太渊、丰隆。

操作方法：常规针刺，留针30min。

☞ 温和灸

取穴配穴：天突、大椎、太溪。

操作方法：患者取坐位，将艾条燃着一端，在所选定之穴位上空熏灸。先测度好距离，至患者感觉局部温热舒适而不灼烫，即固定不动（一般距皮肤约3cm）。每个穴位灸10～15min，以施灸部位出现红晕为度。每日1～2次，一般7～10次为1个疗程。施灸后若出现咽干口燥，应注意多饮水，可喝蜂蜜水滋润咽喉。

☞ 刮痧

取穴配穴：天窗、天容、扶突、大椎、大杼至肺俞。

操作方法：行平补平泻法，每穴刮3 min，刮至皮肤潮红略出痧。

☞ 拔罐

取穴配穴：大椎、肺俞、肾俞、曲池、足三里。

操作方法：用单纯拔罐法。留罐10～15min。

☞ 穴位按摩

取穴配穴：廉泉、翳风、下关、大鱼际、少商、合谷、照海、太溪、太冲、风池。

操作方法：点揉廉泉、翳风、下关各 100 次，拿捏大鱼际、少商、合谷各 20～30 次，拿捏照海、太溪、太冲各 30～50 次，用力拿捏风池10次。

慢 性 喉 炎

治疗原则：补益肺肾，利咽开音

☞ 针刺

取穴配穴：扶突、人迎、水突、通里、涌泉、开音。

操作方法：针刺人迎时，注意避开颈总动脉，留针30min。

👉温和灸

取穴配穴：列缺、照海、廉泉。

操作方法：患者取坐位，将艾条燃着一端，在所选定之穴位上空熏灸。先测度好距离，至患者感觉局部温热舒适而不灼烫，即固定不动（一般距皮肤约3cm）。每个穴位灸10~15min，以施灸部位出现红晕为度。每日1~2次，一般7~10次为1个疗程。面部肌肤娇嫩，眼睛容易灼伤，注意对眼周皮肤的保护，可滴眼药水以保护眼角膜。